古法艾灸
防治不孕不育

向阳 向云飞 编著

中国医药科技出版社

内 容 提 要

本书主要介绍了以中医传统疗法——艾灸治疗不孕不育病症。从认识艾灸开始，简述了常用的艾灸方法、取穴方法和艾灸禁忌。从可能导致不孕不育的病症入手，灸治妇科、男科常见病，畅通生育之路。同时，实录 11 则常见不孕不育病症案例的治疗经过和治疗结果，供读者参阅。艾灸疗法操作简便，疗效显著，适用于有生育难题的夫妇，灸除不孕不育病症，早日拥有健康宝宝。

图书在版编目（CIP）数据

古法艾灸 防治不孕不育 / 向阳，向云飞编著 . —北京：中国医药科技出版社，2017.10

ISBN 978-7-5067-9453-4

Ⅰ . ①古… Ⅱ . ①向… ②向… Ⅲ . ①不孕症－艾灸②男性不育－艾灸 Ⅳ . ① R271.14 ② R256.56

中国版本图书馆 CIP 数据核字（2017）第 185772 号

美术编辑　陈君杞
版式设计　锋尚设计

出版　中国医药科技出版社
地址　北京市海淀区文慧园北路甲 22 号
邮编　100082
电话　发行：010-62227427　邮购：010-62236938
网址　www.cmstp.com
规格　710×1000mm　$^1/_{16}$
印张　7
字数　134 千字
版次　2017 年 10 月第 1 版
印次　2017 年 10 月第 1 次印刷
印刷　北京市密东印刷有限公司
经销　全国各地新华书店
书号　ISBN 978-7-5067-9453-4
定价　25.00 元

前言

据有关资料显示，目前全球不孕不育症的发病率为12%～16%。这就是说，目前全球至少有6千万至8千万对夫妇无法正常生育，并且还在以每年200万对的速度递增。在无法正常生育的夫妇中，男方的不育问题约占30%，女方的不孕问题约占40%。

艾灸是中医传统疗法的一种，是点燃用艾叶制成的艾炷、艾条，熏烤人体的穴位以达到保健治病的一种自然疗法。它是一种在人体基本特定部位通过艾火刺激以达到防病治病目的的治疗方法，其机制与局部火的温热刺激有关。它有温阳补气、祛寒止痛、补虚固脱、温经通络、消瘀散结、补中益气的作用，用以治疗不孕不育症，疗效甚佳。我们在多年的临床实践中，就曾有过艾灸半年让一对结婚多年，一心想要孩子，但又查不出问题来的内蒙古夫妻成功生育的病例；让一位做过多次人工流产手术，想受孕时却苦苦不得的张女士通过艾灸来修复胞宫，最终如愿以偿；还让一对经历过两次人工受孕失败的美籍华人夫妻成功生育，梦想成真。

艾灸对治疗男性不育症同样疗效斐然。男子不育，原因有二：一是指精子不成熟，成活率低；二是指阳痿，不能成功种子。艾灸不仅可以提高男性的精子成活率和活动力，还可以改善和提高男性的性功能，恢复男子的"自信力"，解决不育难题。

本书共分三章。从认识艾灸开始，介绍了常用的艾灸方法、取穴方法和艾灸禁忌；从可能导致不孕不育的病症入手，灸治妇科、男科常见病，畅通生育之路；最后实录11则常见不孕不育病症案例的治疗经过和治疗结果，供读者参阅。艾灸治疗不孕不育，操作简便，疗效显著，希望本书能够帮助有生育难题的夫妇解除烦恼，早日拥有健康宝宝。

编者
2017年5月

目录

从认识艾灸开始

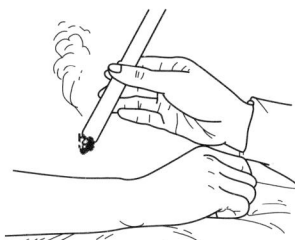

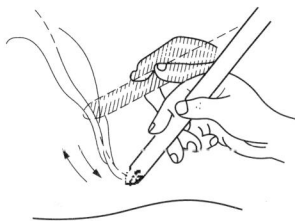

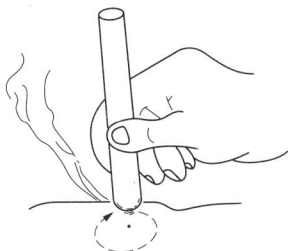

灸治病症，清除不孕不育障碍

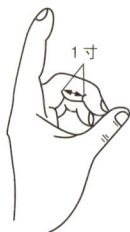

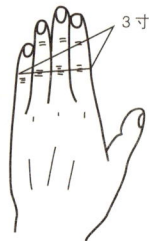

灸治不孕不育验案实录

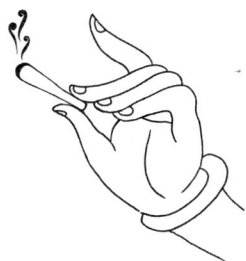

从认识艾灸开始

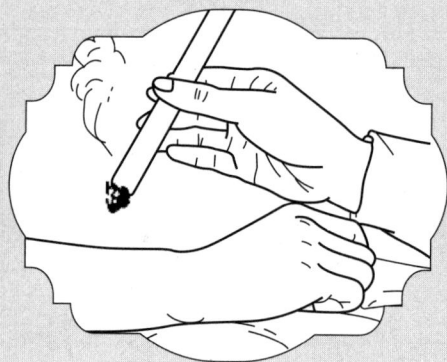

最常用的艾灸方法

当我们生病时，通常会依靠医生治疗。但学会艾灸，却可以帮助我们实现"自医"。

这是因为艾灸的操作方法十分简单，非常适合普及，可以帮助我们保养身体，防治疾病。

艾灸的方法种类很多，据说有一百多种；但目前在临床上经常使用的大约有二十几种。其中，最为常用的则为艾炷灸、艾条灸和温灸器灸。

🌿 艾炷灸

艾炷就是手指相撮，将艾绒捏成上尖下大似窝头一样艾团（图1-1）。艾炷的大小应根据艾灸的需要而制作。正如《扁鹊心书》中所说："凡灸大人，艾炷须如莲子，底阔三分，灸二十壮后却减一分，务要坚实；若灸四肢及小儿，艾炷如苍耳子大；灸头面，艾炷如麦粒大。"艾炷也可用艾炷器制作，十分方便。现在市场上出售的艾炷，多为中号艾炷。

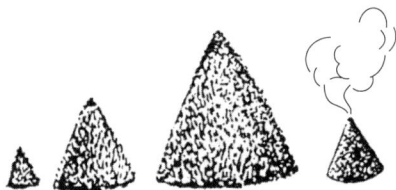

艾炷灸就是将艾炷直接或间接放置到穴位上施灸的方法，又可分为直接灸和间接灸。

图 1-1　艾炷

1. 直接灸

就是将艾炷直接施放于应灸部位皮肤上，进行施灸的一种方法（图1-2）。在直接灸中，目前最常使用的就是非化脓灸。

非化脓灸是直接灸的一种，目前多被广泛使用，其又被称为"无瘢痕灸"，就是在施灸时将艾炷直接施放到应灸部位的皮肤上，以温热为度，不起泡、不留疤痕的一种灸法。在操作时，要先在穴位上涂少许的蒜汁或凡士林，以便放稳艾炷。将艾炷放上后，即点燃；当患者感到皮肤有烫感时，就将艾炷熄灭或更换新艾炷，一般可连续灸5～7个艾炷，每一个艾炷又被称为一壮，也就是5～7壮，以局部皮肤产生红晕为度。艾炷灸多被用于治疗崩漏、月经不调、阳痿、遗精等症。

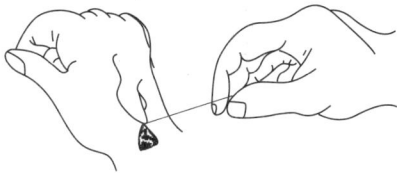

图 1-2　直接灸

2. 间接灸

是目前大众常用的灸法，又被称为隔物灸（图1-3）。即是在艾炷和皮肤之间隔上其他物品而施灸的一种方法。相隔所用的物品可以是生姜（又被称为隔姜灸）、大蒜（又被称为隔蒜灸）、食盐（又被称为隔盐灸），也可以是动物、矿物。这样既能防止艾炷直接放在皮肤上灸，对皮肤造成伤害，又可发挥所隔物品的功效，起到协同作用。

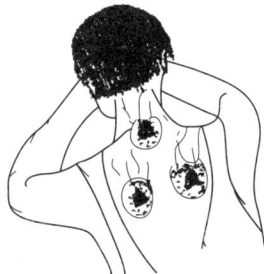

图 1-3　间接灸

隔姜灸：就是用姜片做间隔物，放在艾炷和皮肤之间的一种艾灸方法（图1-4）。生姜味辛，性微温，入脾、肺二经，生用发散，熟用温中，具有温中散寒、祛风止痛之功效。《针灸大成》曰："灸法用生姜，切片如钱厚，……然后灸之。"其具体的操作方法是先选择大块新鲜生姜，切成直径大约2～3厘米、厚约0.2～0.3厘米的姜片，再用牙签或针在中间刺穿数孔，放在施灸的穴位上，然后将艾炷放到姜片上，并点燃。在艾灸过程中，如患者感觉太热，可将姜片提起片刻后再放下，或在姜片下垫上一张软纸，以免烫伤皮肤。一般每穴可连续灸5～10壮（即5～10个艾炷），姜片

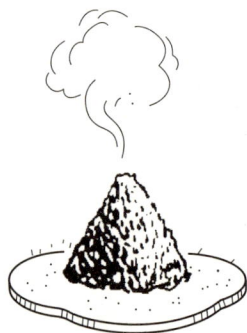

图1-4　隔姜灸

不需更换；也可一块姜片灸1壮，灸至局部皮肤潮红和湿润为宜。此法多用于治疗痛经、不孕、慢性盆腔炎、输卵管阻塞、卵巢早衰、子宫内膜炎、阳痿、早泄、精子发育不良等病症。

隔蒜灸：就是用大蒜做间隔物，放在艾炷与皮肤之间的一种艾灸方法。大蒜，辛温喜散，有杀虫、解毒、消肿散结、止痛之功效。隔蒜灸最早见于葛洪《肘后备急方》："灸肿令消法，取独颗蒜，横截，厚一分，安肿头上，炷如梧桐子大，灸蒜上百壮。不觉消，数数壮，唯多为善。勿令大热，但觉痛即擎起蒜，蒜焦更换用新者，不用灸损皮肉。"其操作方法是先选用新鲜独头紫皮大蒜，切成厚约0.2～0.3公分的薄片（约为一元硬币厚），中间用针刺出数孔；也可将蒜捣成蒜泥。再将其放在预先选好的穴位上，并将艾炷放到蒜片或蒜泥上点燃；每灸4～5壮就需更换蒜片或蒜泥，每穴需灸足7壮，直灸至该处皮肤泛红止。此法多用于治疗妇科炎症等病症。

需要注意的是，大蒜有刺激性，容易使皮肤起泡，灸前先和患者交代清楚。如皮肤起泡，应用消毒过的针将泡刺破，排出水液，再涂上紫药水，避免感染。

隔盐灸：就是用食盐做隔物，放在皮肤与艾炷之间的一种艾灸方法（图1-5）。此法因放在肚脐中灸，因此又被称为"神阙灸"。食盐，咸寒，入胃、肾、大小肠经，有清热解毒、凉血止泄、滋肾润燥之效。《类经图翼》说："纳炒干净盐满脐上，以施灸。"其操作时先将纯净干燥的食盐填敷于肚脐上，盐要填至平脐；如肚脐外凸，则可用面粉合成面团后，围在脐周成堤状；将姜片放在盐上，上置艾炷；也可不放姜片，直接将艾炷放在盐上，灸之。当有灼痛时，应及时更换艾炷，一般每次灸5～7壮；急症可根据症状而灸，不拘壮数。此法多用于治疗崩漏、痛经、不孕症、阳痿、

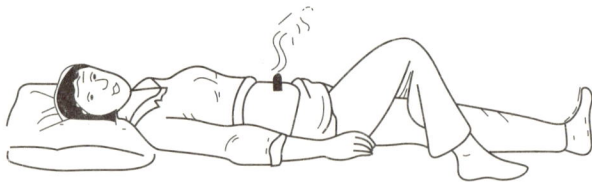

图1-5　隔盐灸

精子不液化、遗精、缩阴症等病症。

艾条灸

艾条灸，又被称为艾卷灸，是将艾条的一端点燃，在穴位上施灸的一种方法。艾条灸早在明代时，就已临床使用，经过清代，沿用至今，已经发展成较为普遍的一种施灸方法。其特点是火力集中，穿透性较强，可以充分发挥其畅达、宣泄、开郁、行滞、拔引毒邪等多种功能。更由于其易于移动，因此没有灼伤皮肉的困扰，受术者易于接受。

1. 温和灸

将点燃的艾条悬于被灸的部位之上，固定不移，直至皮肤稍有红晕的一种灸法（图1-6）。具体操作方法是将艾条一头点燃，距离皮肤2～3厘米左右进行熏烤，每次约灸10～15分钟，直至皮肤出现红晕，并有灼热感为度。在操作时，为了避免烫伤患者皮肤，操作者可以用拇指、食指、中指拿住艾条，小指放于穴位附近施灸，这样可以调节艾条与皮肤之间的距离。这种艾灸的方法多用于补法。一般适用于治疗痛经、不孕症、带下症、胎漏、乳泣、阳痿、遗精、早泄等症。

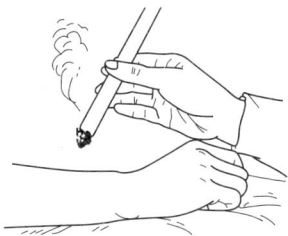

图1-6 温和灸

2. 回旋灸

又被称为热熨灸。是将点燃的艾条在距离穴位3厘米处，往返移动而灸的一种方法（图1-7）。具体操作方法是将1根或2～3根艾条捆成一束，然后点燃一头，在施灸的穴位或部位上，按顺时针或逆时针，进行施灸；也可像熨衣服一样，反复来回在穴位上或部位上施灸。一般施灸20～30分钟即可，以皮肤有温热感、不灼痛为宜。此法多用于泻法。需要注意的是，在艾灸过程中，决不可长时间不移动而固定施灸，一般要以患者能忍受为度。此法多用于治疗痛经、闭经、性冷淡、不孕症、子宫后倾、子宫内膜异位症、阳痿、精子减少症等。

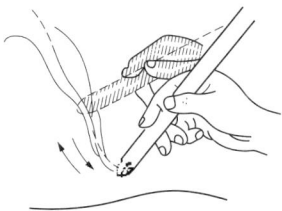

图1-7 回旋灸

3. 雀啄灸

是将点燃的艾条在被施灸部位或穴位上下移动，似麻雀啄米一样的艾灸方法（图 1-8）。其操作方法是将艾条一端点燃，对准被灸的部位或穴位，似乌雀啄米一样一起一落（即一上一下），落下时与皮肤距离 2 厘米左右，一般艾灸 5～10 分钟，以皮肤出现红晕为度。此法多用于治疗慢性盆腔炎、宫颈糜烂、子宫内膜增生症、慢性宫颈炎、阴道炎等症。

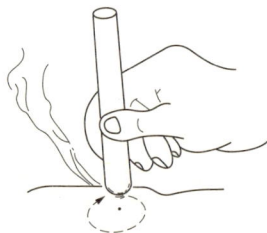

图 1-8　雀啄灸

🍃 温灸器灸

温灸器灸，就是将点燃的艾条放到专门的施灸工具中施灸的一种方法。温灸器早在晋代就有发明，女艾灸家鲍姑就曾发明过"瓦甑"这一温灸器，清代也曾有"艾盏"。这些温灸器都为艾灸提供了便利，对艾灸的普及和发展也起到了推动作用。

1. 温灸盒灸

是将艾条点燃后，放到温灸盒的铁纱上，用以施灸的一种方法（图 1-9）。具体操作方法是，将两条长约 4～5 厘米长的艾条段，分别点燃其一端放在温灸盒内的铁纱上，然后将温灸盒放在被灸的部位或穴位上，再将木盖斜放在温灸盒的上口，让艾条燃烧完后即可，约 20～30 分钟。在艾灸过程中，如果患者感到太热而难以忍受，可将木盖打开或取下，稍停片刻再盖上。此法多用于治疗腰痛、痛经、胃痛、阳痿、颈椎病、冻疮等病症。艾灸盒的制作方法十分简单，而且用料低廉，很适合艾灸爱好者自己制作。此外，艾灸盒有市售，其根据使用艾条数量不同可分为单孔、双孔、三孔、四孔等，使用者可根据自己需求而购买。

温灸盒的制作方法（图 1-10）

①选用 0.5 厘米厚的薄木板或三夹板。

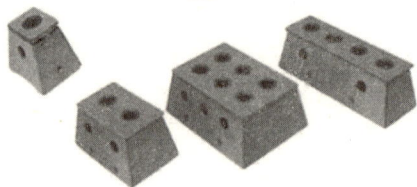

图 1-9　市售温灸盒

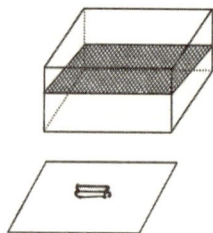

图 1-10　温灸盒

②按以下规格制作无底木盒

大号：长 20 厘米，宽 14 厘米，高 8 厘米。

中号：长 15 厘米，宽 10 厘米，高 8 厘米。

小号：长 11 厘米，宽 9 厘米，高 8 厘米。

③在木盒内安置铁纱将其分成两个空间，铁纱距下边 3～4 厘米。

④再按以上规格另制作一可活动的木盖。

2. 熏脐瓷灸

熏脐瓷灸是在西晋医学家葛洪之妻鲍姑发明的瓦甑灸的基础上演变而来的。鲍姑发明的瓦甑是古代最早的艾灸专用工具，曾被广泛流传使用。

熏脐灸在古代多被用于养生保健，如"太乙真人熏脐法""彭祖小续命蒸脐法""温脐种子法"以及《针灸大成》的"蒸脐治病法"、《医学入门》的"炼脐法"等。而熏脐瓷灸除被用于养生保健外，也可用于疾病的治疗。熏脐瓷灸最重要的是瓷灸罐，是用瓷土烧制而成。外形似钟，可稳妥地置于脐部或身体的其他穴位上，更不需施术者手持操作。罐内为空腔，靠下方 2 厘米处有一横隔，上面有数个洞孔，壮如莲蓬，在上可放置点燃的艾条，下方可流通空气，保证艾条的充分燃烧，又无掉灰之虞；罐之下口呈喇叭状，可使其安稳，无倒置烫伤之虞（图 1-11）。

瓷灸罐高 11cm，上口直径 5.5cm，下口直径 11cm，在横隔下的周边有四个圆洞，分属东、南、西、北，代表木、金、火、水，中间艾火补脾土，寓有五行相生相克之意。其上方之口，主要用于流通空气和取放艾条之用。

其操作方法为：先选择对症中药，并打成药粉；让患者采取仰卧位，术者先将其肚脐用酒精棉球消毒，再将配制好的中药粉放入肚脐（神阙穴）内，并在药粉中滴入数滴渗透剂；也可先将药粉与渗透剂混合调制成糊状，再施放在肚脐内；另将艾条点燃后放入"熏脐瓷灸罐"内，并将罐放在患者的肚脐（神阙穴）上施灸；当艾条燃尽后（约 20～30 分钟），取下"熏脐瓷灸罐"，并用脐布将药粉封在肚脐内，保留 6～8 小时。

需要注意的是，初次熏脐者及皮肤娇嫩者，熏脐时间不可过长，一般不超过 30 分钟。如果患者肚脐外凸，则可用面粉合成面团后，围肚脐一圈做成堤状，再放入药粉施灸；在施术中，除肚脐可施灸外，还可根据需求选取 1～2 个其他穴位配合使用，如中脘、下脘、关元、气海、命门、大椎等穴位，但一般一次施灸不超过 3 个穴位。在治疗不同病症时，可选用不同组方的中药；整个施灸过程一般不超过 60 分钟，但对一些慢性疾病患者可适当延长施术时间。

其可治疗痛经、月经不调、不孕症、子宫萎缩、闭经、崩漏、阳痿、遗精、前列腺炎等症。

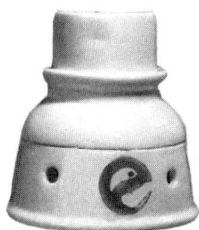

图 1-11　熏脐瓷灸罐

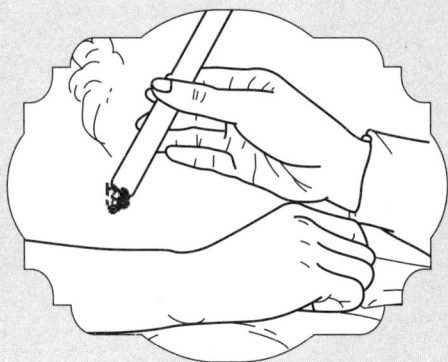

取穴越准，疗效越好

在学习艾灸的过程中，学会准确取穴十分重要，它直接关系到艾灸的治疗效果。取穴准确，有的放矢，切中要害，能起到事半功倍之效。否则不仅会贻误时机，甚至还会带来更大的痛苦。《千金翼方》说："凡诸孔穴，名不徒设，皆有深意"；又说，"凡孔穴者，是经络所行往来处，引气远入抽病也。"为了能准确取穴，必须认真学习并熟练掌握常用的取穴方法。腧穴定位方法有骨度分寸法、手指同身寸法和自然标志取穴法等。

🍃 骨度分寸取穴法

骨度分寸定位法是主要以骨节为标志，将两骨节之间的长度折量为一定的分寸，用以确定穴位位置的方法。所有的人不分男女、老幼、胖瘦、高矮，都按"骨度法"为标准折量。如腕横纹至肘横纹为12寸，则所有的人都以12寸为折算标准。不管是身材高大的篮球运动员还是幼儿园的小朋友，都为12寸，以此折量。这种折量方法，同样适用于头、面、胸、腹和四肢。

《灵枢·骨度》规定了人体各部分寸。（图1-12）

1. 头、面、颈、项部

（1）前发际至后发际：12寸。

（2）眉心至前发际：3寸。

（3）后发际至大椎：3寸。

（4）两头维之间：9寸。

（5）两耳后乳突间：9寸。

2. 胸腹部

（1）天突至岐骨：9寸。

（2）岐骨至神阙：8寸。

（3）神阙至耻骨上缘：5寸。

（4）两乳头之间：8寸。

3. 背部

大椎下至尾骶：21椎。

4. 上肢部

（1）腋前横纹头至肘横纹：9寸。

（2）肘横纹至腕横纹：12寸。

5. 侧胸部

腋下至季胁：12寸。

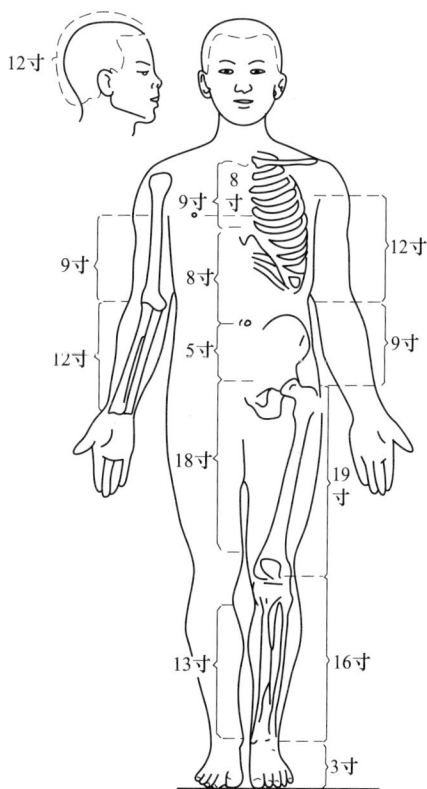

图1-12　骨度法

6. 侧腹部

季胁下至髀枢：9寸。

7. 下肢部

（1）耻骨上缘以下至股骨内上髁：18寸。

（2）胫骨内髁下缘至内踝高点：13寸。

（3）髀枢以下至膝中横纹：19寸。

（4）膝横纹至外踝尖：16寸。

（5）臀横纹至膝横纹：14寸。

（6）外踝尖至足底：3寸。

手指同身寸法取穴

这种方法是用患者的手指为标准来定取穴位的方法。但在实际操作中用患者的手指测量十分不便，而往往多用操作者的手指，再根据患者手的大小、长短做一适当调整，来测定穴位。

1. 中指同身寸

患者中指屈曲，其中指中节两端纹头之间距离作为1寸，可用于四肢及背部取穴［图1-13（1）］。

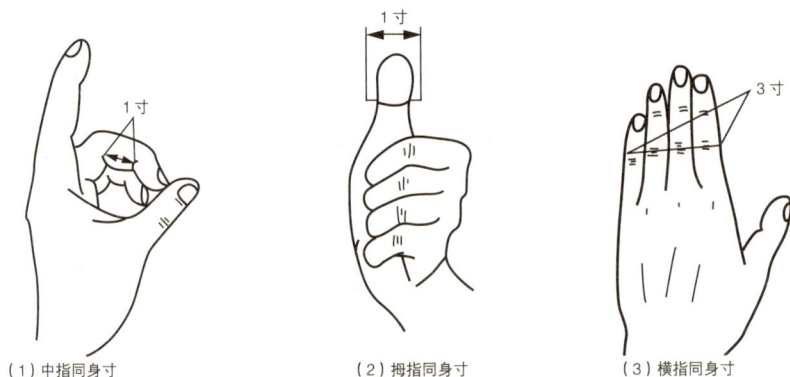

（1）中指同身寸　　　　（2）拇指同身寸　　　　（3）横指同身寸

图1-13　同身寸法

2. 拇指同身寸

患者拇指指关节的横度距离作为 1 寸，可用于四肢的取穴［图 1-13（2）］。

3. 横指同身寸

又被称为"一夫法"，是患者将食指、中指、无名指和小指并拢，以中指中节横纹处为准，四指横量距离作为 3 寸［图 1-13（3）］。

🍃 人体自然标志取穴

1. 简单动作取穴

是以患者的简单动作而取穴的方法。如上肢自然下垂，中指指端对应的大腿外侧穴位即为风市穴；手前臂内旋，屈时掌心向面，尺骨小头桡侧出现陷窝即为养老穴。

2. 自然标志取穴

以患者身体的自然标志定位取穴的方法。如两乳头之间取膻中穴，目内眦取睛明穴，十指尖取十宣穴，屈肘横纹头取曲池穴，膝横纹中取委中穴等。

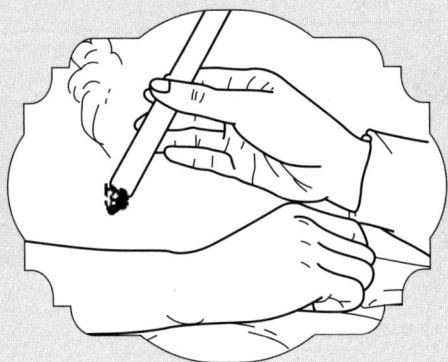

艾灸的禁忌及注意事项

艾灸虽然操作简单，方便易行，但并不是人人适用，时时可用。正如《灵枢·官能》说："语徐而静，手巧而心审谛者，可使行针艾。"故施术者必须注意艾灸的禁忌及注意事项，方可取得预期之效。

🍃 禁忌

- 🌢 患者不宜在过度饥饿、疲劳、醉酒、大惊、大恐、大怒情况下接受艾灸治疗。
- 🌢 女性不宜在月经期施灸，怀孕妇女不可在下腹部、腰骶部施灸。
- 🌢 高血压、发高热的患者勿灸。
- 🌢 刚吃过饭及过饱之时勿灸。
- 🌢 心脏部位不可多壮施灸。
- 🌢 面部禁止大艾炷施灸，更不可着肤灸。
- 🌢 精神病、抽搐发作时勿灸。
- 🌢 大动脉、浅表血管及延髓部勿灸。
- 🌢 睾丸部、阴茎、阴唇、乳头等部位勿灸。
- 🌢 各种古籍中所载禁灸穴位，如《针灸集成》所载53穴禁灸，《针灸大成》记载45穴禁灸，应作为参考，慎灸。

🍃 注意事项

- 🌢 面部施灸时应注意，火力不可太大或长时间停滞在穴位上，以免灼伤皮肤。
- 🌢 头部或面部（特别是眼部）施灸时，可在上面用纱巾遮盖，再施灸，以免火星烧坏头发或掉入眼内。
- 🌢 体弱者接受艾灸治疗，术者应选用较小艾炷或细艾条宜少灸，而逐渐增加艾量。
- 🌢 对于应选用瘢痕灸者，术者要消除受术者心理恐惧，并征得其同意。
- 🌢 如果接受治疗者出现"晕灸"，即突然面色苍白、头晕、恶心、手足发冷，应马上停止施灸，让其平卧，喝一杯温开水或白糖水；如不解，则可艾灸足三里穴。
- 🌢 选用艾绒要干净，无杂质，否则点燃后会出火星，易灼伤皮肤或烧坏衣被等物。施灸完毕，要彻底熄灭艾火，以防火灾。
- 🌢 取穴要少而精，决不可漫天撒网。艾灸部位，不可抓破，保持清洁，以免感染。
- 🌢 有些疾患决非艾灸一次即可痊愈，要有耐心，决不可急于求成。
- 🌢 个别人接受艾灸治疗后，有腰酸、疲劳、口干等不适反应，大可不必顾虑，继续施灸，则会很快消失。
- 🌢 艾灸局部出现水泡，较小者，宜保护，数日后可吸收自愈；较大者，可用消毒过的针刺破，排出水液，涂上紫药水，数日可愈。

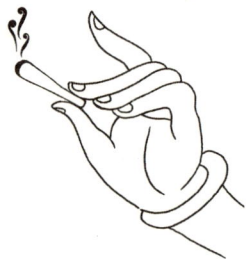

灸治病症，
清除不孕不育障碍

不孕不育疾病是较难治愈的病症，但是运用中医治疗，尤其是用艾灸治疗，往往能取得较好的疗效。这是因为艾灸可以温通经脉，调和气血。朱丹溪说："气血冲和，百病不生。"

本篇则简单介绍了常见的不孕不育疾病共54种病症。在每个病症中都有取穴和施灸方法，方便实际操作。《神灸经纶》说："灸法要在明症审穴，症不明则无以知其病之在阴在阳，穴不审则多有误于伤气伤血。必精心体究，然后可收灸治之全功，而见愈病之神速也。"

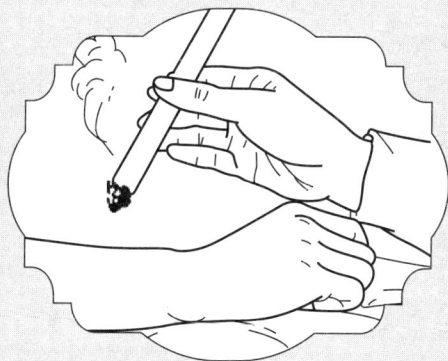

灸治妇科病症，通畅受孕之路

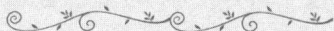

　　妇女不孕，病因多种，应到医院进行妇检，确定或排除生殖系统炎症、肿瘤、子宫内膜异位症、阻塞性不孕以及先天性生殖发育异常。此外，月经不调所导致的不孕症占很大的比例。所谓"求子之道，莫先调经"是也。据有关专家分析：女性不孕多与年龄和感染有关，80%～90%的不孕症可以治疗，最终怀孕。

🍃 痛经

　　痛经，又被称为"经行腹痛"，是指女性在月经期前后或行经期间出现的周期性小腹疼痛，是妇科常见病、多发病之一。一般以青年女性最为多见。其临床多表现为经期或行经前后小腹疼痛，随月经周期而发作。疼痛可放射到胁肋、腰骶、阴道、肛门等处，可伴有乳房胀痛、食欲不振，心急烦躁等表现；严重者常伴恶心呕吐、手足厥冷、出虚汗，甚至昏厥。

🧍 病因分析

　　中医学认为，"不通则痛"，痛经多因情志不调，郁怒伤肝，气滞血瘀；或寒邪凝滞胞宫，经血不通；或者气血不足，血运不畅，脉络受阻，胞宫失养，"不荣则痛"。隋·巢元方《诸病源候论·月水来腹痛候》曰："妇人月水来腹痛者，由劳伤血气，致令体虚，受风冷之气，客于脉络，损伤冲任之脉，……故月水将下之际，血气动于风冷，风冷与血气相击，故令痛也。"

　　西医学将痛经分为原发性痛经和继发性痛经。原发性痛经又称功能性痛经，生殖器官多无明显器质性病变，系子宫内膜周期性释放致痛物质——前列腺素，引起子宫肌内痉挛，局部血供障碍，而引起疼痛。此症多见于青年女性。继发性痛经多继发于生殖器官的某些器质性病变，如子宫内膜异位症、子宫腺肌病、慢性盆腔炎、宫颈口粘连或狭窄等，子宫内膜不能排出，产生痛经。

取穴 （图 2-1）

　　关元：脐下 3 寸。

　　曲骨：脐下 5 寸。

　　三阴交：内踝高点上 3 寸约四横指，胫骨内侧面后缘。

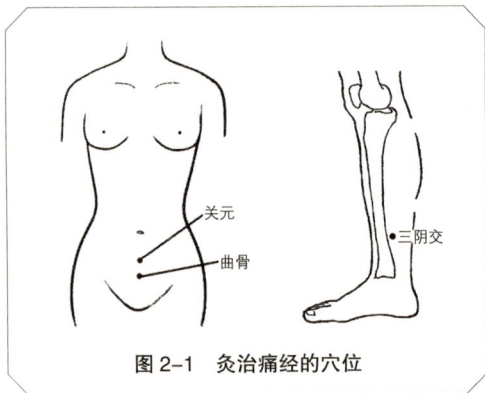

图 2-1　灸治痛经的穴位

🧍 专家解读

　　关元、曲骨皆为足太阳膀胱经俞穴，关元又与足三阴经交会，可调肝、脾、肾三经之经气，其下又为胞宫，故其可温经行血，化瘀通络，濡养胞宫。曲骨又为任脉、足厥阴之会，可理气调血止痛。三阴交为足太阴脾经俞穴，为肝、脾、肾三经之交会穴，故其可健脾祛湿，疏肝益肾，令经血流畅，通则不痛。

艾灸方法

艾条温和灸，在月经来潮前 1～2 日或月经来潮时施灸，每日 1～2 次，每穴施灸 15～30 分钟。

注意事项

❶ 注意经期卫生。

❷ 经期避免精神刺激和过度劳累。

❸ 注意防止受凉，不食生冷及刺激性食品。

❹ 可服用名老中医蒲辅周小方：当归艾叶汤，即当归 30 克、艾叶 15 克、红糖 60 克。煮两次，分三次（早、中、晚）服下。

🍃 闭经

闭经，是指女子年过 18 周岁，月经尚未来潮，或已行经而又中断 3 个周期以上者即为"闭经"。中医学又称其为"女子不月""月事不来""经水不通"。为妇科常见病和多发病之一。其临床可见，应有月经但超过一定时限仍未来潮，或月经周期延长，经量减少，继而停经。可伴有身体发育不良、瘦弱、肥胖多毛、性冷淡、更年期症状等。

病因分析

中医学认为，其病因不外乎虚、实两类。虚者多为阴、阳、气、血亏损，胞宫失养，月经闭止不行；实者多因气郁、寒凝、血瘀、热结、痰湿阻滞冲任，胞脉不通，以致月经不行。正如清代医家吴本立所说："经闭之由，必有所因。或月事适至，因喝饮冷物及坐冷水洗浴，寒气内入，血气凝滞，遂令经闭。或因堕胎多产而伤其血，或因久患潮热而消气血，或因久发盗汗而耗其血，或脾胃不和饮食减少不能生血。凡此之类，皆令人经闭。"

西医学认为，闭经是由于下丘脑—垂体—卵巢—子宫轴出现的功能障碍所致。

取穴 （图 2-2）

气海：脐下 1.5 寸。

中极：脐下4寸。

三阴交：内踝高点上3寸约四横指，胫骨内侧面后缘。

专家解读

气海、中极皆为任脉俞穴，气海为气之海，元气之会，可温振阳气，益气调气，气行则血行；中极可行血活血，调经养血；三阴交为脾经俞穴，又与足三阴经交会，可调理肝、脾、肾及冲、任二脉，可以通经活络，活血化瘀，温经散寒。

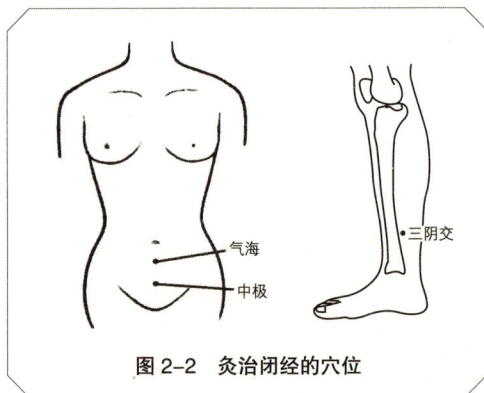

图2-2 灸治闭经的穴位

艾灸方法

艾条温和灸，每穴施灸5～15分钟，每日1次，10次为一个疗程；艾炷非化脓灸，每穴施灸5～7壮，每日1次，10次为一个疗程。

注意事项

① 消除压力和紧张情绪，保持乐观心态。
② 生活起居要有规律。
③ 经期切勿受寒或过食生冷。

🍃 崩漏

崩漏，是指妇女不在行经期间，阴道大量出血或持续下血，淋漓不断的一种病症，又被称为"崩中漏下"。《济生方》曰："崩漏之疾，本乎一症，轻者为之漏下，甚之谓崩中。"如出血量多而来势急剧者，称之为"崩中""血崩"或"经崩"；如出血量少，但持续不断，称为"漏下""经漏"。临床多表现为发病突然，阴道突然大量出血，或淋漓不断日久，血色鲜红或淡红，面色淡白、晦暗，同时可伴有体乏无力、烦躁不安、精神萎靡、少气懒言等。

病因分析

中医学认为，此病多由素体阳盛或五志化火，火灼血海，损伤冲任；或素体虚弱，脾失健运，统血无权；或房事过度，经期受寒，人工流产使胞宫受损，而令血不归经。隋·巢元方《诸病源候论》说："崩中之状，是损伤冲任之脉。冲任二脉皆起于胞中，为经络之海，劳伤过度，冲任气虚，不能约制经血，故忽然崩下，谓之崩中。"宋·陈自明《妇人大全良方》也说："妇人崩中漏下者，由劳伤血气，冲任之脉虚损故也。"

　　西医学认为功能失调性子宫出血、盆腔炎症、子宫肌瘤以及更年期内分泌紊乱等均可发生崩漏症。

取穴（图2-3）

　　神阙：肚脐正中。

　　隐白：拇指（足）内侧趾甲角旁约0.1寸处。

专家解读

　　神阙为任脉俞穴，内连五脏，可调五脏经气及调补冲、任之气，补气血，强固摄；隐白为足太阴脾经之井穴，是治疗崩漏的经验穴。

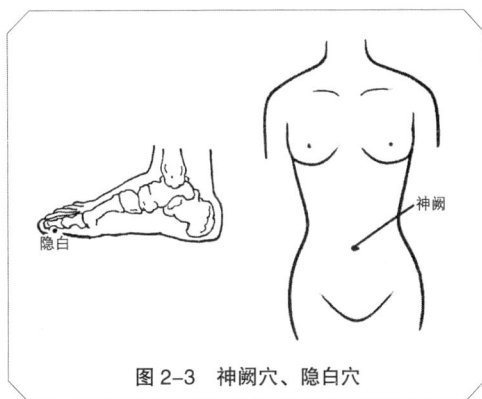

图2-3　神阙穴、隐白穴

艾灸方法

　　艾条温和灸，每穴施灸15～20分钟，每日施治1～2次；艾炷灸，每穴施灸5～7壮，每日1～2次。

注意事项

❶ 经期注意保暖，避寒湿。
❷ 经期注意休息，禁房事。
❸ 忌食生冷、辛辣食物。

带下

　　女性阴道中经常流出白色或无色、透明、无臭的黏液，绵绵如带，称为白带。一般在经期前后、排卵期或妊娠中，白带量可能略多，属于正常生理现象。正如《妇科辑要笺正》所言："带下乃女子生而即有，津津常润，本非病也。"

带下病，是指女性阴道内白带明显增多，并有色、质、气味异常的一种病症。其又被称为"带症""下白物"。临床多表现为阴道缠绵不断地流出过多白带，色白或淡黄，或赤白相兼，或黄绿，或浑浊如米泔水；或黏稠如脓液，或稀薄如水，或如豆渣凝乳，气味臭秽。可伴有外阴及阴道灼热、疼痛、瘙痒等，以及腰疼、小腹胀痛等症。如傅青主所言："脾精不守，不能化营血以为经水，反变为白滑之物，由阴门直下，欲自禁而不可得也。"

病因分析

中医学认为，其病因多为脾胃功能低下，脾失健运，湿浊内停，下注胞宫；或禀赋不强，素体肾气不足，蒸腾无力，封藏失司，任脉不固，带脉失养；也可能是饮食不节，喜食辛辣、烧烤而致湿热内蕴，湿热之邪下注所致。《医学心悟》曰："大抵此症不外脾虚有湿，脾气壮则饮食之精气生气血而不生带，脾气虚弱则五味之实秀，生带而不生气血。"

西医学认为，白带异常是生殖系统疾病中的一种常见症状，如阴道炎、宫颈炎、盆腔炎和宫颈癌都可有各种不同类型的病理性带下表现。

取穴 （图2-4）

带脉：第11肋端直下平脐处。
关元：脐下3寸。

专家解读

带脉为足少阳胆经俞穴，又为与带脉之交会穴，是带脉经气所过之处，可协调冲任，有理下焦、调经血、止带下的功效。关元为任脉之俞穴，又与足三阴经交会，可调肝、脾、肾之经气，可健脾、祛湿、止带。

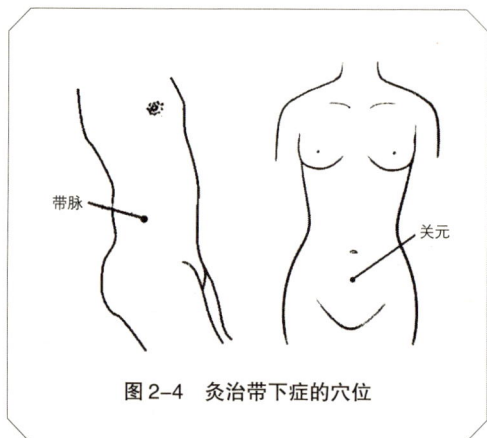

图2-4 灸治带下症的穴位

艾灸方法

艾条温和灸，每穴施灸5～10分钟，每日治疗1次；艾炷灸，每穴施灸5～7壮，每日治疗1次。

注意事项

① 注意卫生，勤洗换内裤。
② 保持外阴部的清洁。
③ 注意饮食起居，饮食宜清淡，少食肥甘和辛辣。
④ 注意劳逸结合。

胎漏

胎漏，是指妊娠期阴道少量出血，时下时止，但无腰酸腹痛者。又被称为"胎动不安"，中医妇科学称之为"胎漏下血"。西医学则称之为"先兆流产"。临床多表现为妊娠期间，阴道少量下血，血色淡红或如黑豆汁，伴有腰膝酸软、胎感下坠或严重恶阻；严重时，阴道出血可增多。《医宗金鉴》曰："孕妇无故下血，或下黄汁豆汁而腹不痛，谓之胎漏。"又说："胎漏须与激经相别。激经者，受孕后月经按时而下，但量少对胎儿、母体无损；其胎渐大，血可自止。胎漏者，孕后阴道流血，非时而下，必致堕胎。"

病因分析

中医学认为，其病因多为禀赋不强，肾气虚弱，肾气亏虚，则气血不足，胎元不固，此正如《女科经论》引《女科集略》曰："女子肾脏系子胎，是母之真气，子所系也。若肾气亏损，便不能固摄胎元。"身体虚弱，气血不足，气虚则胎失所载，血虚则胎失所养，则胎漏下血；亦或素体阳盛或嗜食辛辣，令热伏冲任，血海不固，血液妄行而胎漏。

西医学认为，先兆流产可因孕卵异常、前列腺素浓度偏高，引起子宫收缩、染色体异常、内分泌失调、精神因素、胎盘异常、血型不合、母体全身性疾病所导致。

取穴 （图2-5）

肾俞：第2腰椎棘突下，旁开1.5寸。

气海：脐下1.5寸。

足三里：犊鼻穴下3寸，胫骨前嵴外一横指处。

专家解读

肾俞为足太阳膀胱经俞穴，又为肾之背俞穴，可以补肾气，养气血，固胎漏。气海为任脉之俞穴，又为气汇之穴，任脉为阴脉之海，因此可补气养血固胎。足三里为足阳明之俞穴，阳明经多气多血，故其可补气养血，凉血止血。

艾灸方法

艾条温和灸，每穴施灸5～10分钟；小艾炷灸，每穴施灸5～7壮。

注意事项

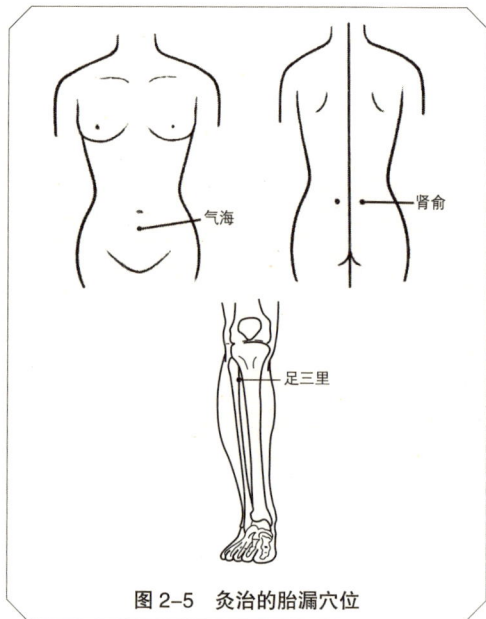

图2-5 灸治的胎漏穴位

1 注意休息。
2 减轻压力。
3 禁房事。
4 禁辛辣食物。

🌿 滑胎

滑胎，是指堕胎或小产连续发生3次以上者，又被称之为"堕胎""小产""数堕胎"。西医学则称之为习惯性流产。临床多表现为屡孕屡堕，同时可伴有腰膝酸软、精神萎靡、眼眶发黑、多夜尿、月经超前或错后，或滑胎后多年不孕。《叶氏女科证治》曰："有屡孕屡堕者，名曰滑胎。"《医宗金鉴》也说："五七月已成形像者，名为小产，三月未成形像者，谓之堕胎。"

病因分析

中医学认为，"胞胎者系于肾"，肾乃冲任之本。正如王冰所言："冲脉任脉皆奇经脉也，肾气全盛，冲、任流通，……冲为血海，任主胞胎，二者相资，故能有子。"胎孕之后脾气调摄，胎儿才能正常发育。滑胎多因先天禀赋不强，肾气亏损，或孕后房事不节，令肾虚冲任不固；或劳倦伤脾，脾虚则生化乏源，而不能养胎固元。《妇婴至宝》曰："凡妊娠之数见堕胎者，总由气血亏损所致。"

西医学认为，早期流产常因黄体功能不全、精神因素、染色体异常、精子缺陷等；晚期流产的常见原因是宫颈内口松弛、子宫畸形、子宫肌瘤、母婴血型不合等。

取穴（图2-6）

子宫：肚脐下4寸，中极穴旁开3寸。

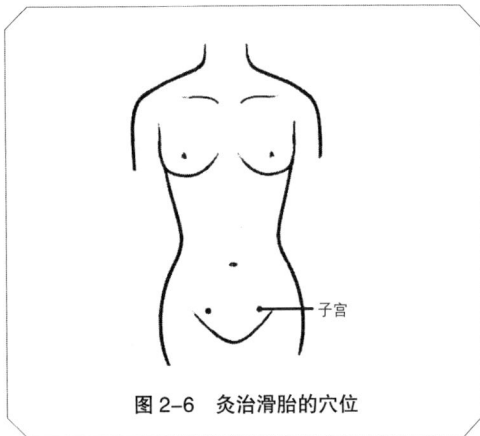

图2-6 灸治滑胎的穴位

专家解读

子宫穴为经外奇穴，可直接作用于病所，可固益胎元，以安胎。

艾灸方法

艾条温和灸，每次施灸5～10分钟；艾炷灸，每次施灸5～7壮。

注意事项

① 找出滑胎原因，流产后应避孕1～2年，以补其损。

② 孕后注意休息，忌房事。

③ 忌精神紧张。

子宫后倾

在正常情况下，子宫位于骨盆腔中央。子宫底部与骨盆入口边缘在同一水平面上或稍高于它。突入阴道内的子宫颈则位于坐骨棘间棘上。子宫体则与子宫颈约成120°～150°左右向前弯曲。所以，正常子宫体的位置是前倾前屈的，在阴道内的子宫颈部分却是向后向下的。

如果，整个子宫向后而子宫体与子宫颈的位置关系并不改变，叫作子宫后倾。临床上，女性多无任何自觉症状，但可伴有腰酸、下坠、腹内不适、月经量增多、痛经、不孕以及便秘等表现。

病因分析

中医学认为，其病因多为先天体质虚弱，气血不足，筋脉失养，减弱了将子宫拉向前的维系功能；或分娩后子宫复旧不佳；或腹部手术，损伤经络，子宫被牵拉向后等。

西医学认为，大约有20%的女性子宫后倾。其中，先天性子宫后倾者约有1/5；还有产后或盆腔疾病引起的子宫后倾；还可能与过度疲劳、姿势不正确、情绪紧张、子宫肌肉过度收缩等因素有关。

取穴 （图2-7）

中脘：脐上4寸。

关元：脐下3寸。

专家解读

中脘、关元皆为任脉俞穴，中脘又为胃之募穴，又与手太阳、手少阳、足阳明相交，可通达四经之经气，补中益气，调和五脏，可维系腹内子宫正常位置。关元又与足三阴经相交，可调肝、脾、肾之经气，且关元之下即为子宫，因此可益气，令子宫复位。

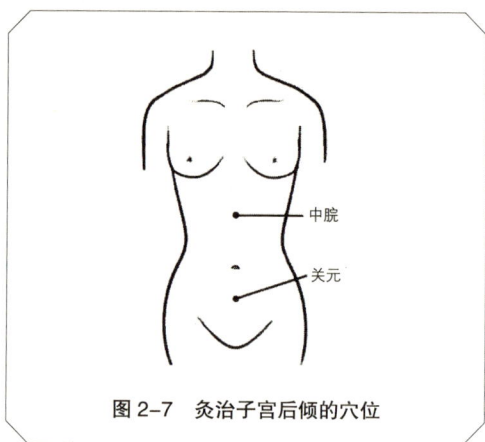

图2-7　灸治子宫后倾的穴位

艾灸方法

艾条温和灸，每穴施灸5～10分钟，每日治疗1次；艾炷灸，每穴施灸5～7壮，每日治疗1次；温灸盒灸，每穴施灸25～30分钟，每日治疗1次。

注意事项

1. 一般不需治疗。
2. 可以常做膝胸卧式，令子宫慢慢复位。
3. 应经常更换卧床姿势，不可长期仰卧。
4. 养成良好的排便习惯。
5. 避免用力咳嗽。

🌿 性冷淡

性冷淡，是指婚后对性生活十分冷淡，甚至性欲淡漠，以致影响夫妻正常性生活。临床表现为婚后性生活从未感到快感，对性欲极其淡漠，甚至厌恶，对丈夫有反感情绪，逃避性生活，性高潮缺乏；同时伴有精神萎靡、腰背酸楚、阴道分泌物少，甚至阴道干涩。

👤 病因分析

中医学认为，肾为作强之官，技巧出焉，肾藏精，乃生殖之本。性冷淡的主要原因是脾肾阳虚，命门火衰，冲任失调，气血不足。

西医学认为，此多因精神因素引起，也可能与某些疾病，如糖尿病、阴蒂粘连、肝炎、甲状腺功能减退症等慢性疾病困扰有关。

取穴 （图2-8）

关元：脐下3寸。

命门：第2腰椎棘突下。

👤 专家解读

关元为任脉俞穴，与足三阴经交会，故可调理肝、脾、肾与任脉之经气，可壮元阳、补肾气。命门为督脉俞穴，为元气之本，又为足太阳之结穴，为女子藏血所在，可补阳益肾，益气养血。二穴相配，可补肾阳，助命火，提高性欲。

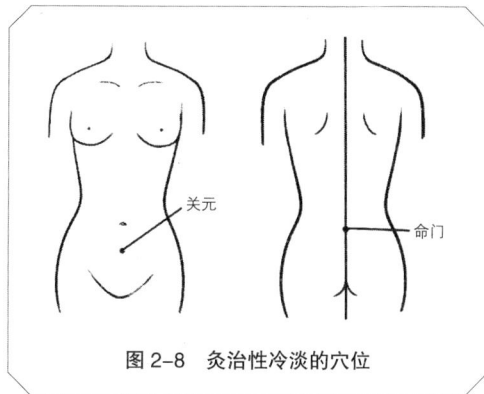

图2-8 灸治性冷淡的穴位

👤 艾灸方法

艾条温和灸，每穴施灸5~15分钟，每日或隔日1次，7次为一个疗程。艾炷隔姜灸，每穴灸5~7壮，每日治疗1次，7次为一个疗程。温灸盒灸，每穴施灸20~30分钟，每日或隔日1次，10次为一个疗程。

⌂ 注意事项

1. 调节情志，消除不利的精神因素。
2. 矫正不正确的性交方法，提高性兴奋。
3. 女子性冷淡可能是某些疾病的信号。医学研究显示，至少有 5 种疾病与性冷淡有关，分别是糖尿病、甲状腺病、阴蒂粘连、卵巢早衰、抑郁症。

小贴士

治疗性冷淡小方

取益母草 20 克，泡开水，代茶饮。

❧　性交痛

性交痛，是性交障碍的一种表现，指性交时有疼痛的感觉，或阴道痉挛导致性交困难，甚至无法进行，而表现为性交疼痛。临床多表现为性交疼痛，痛不可忍，肛门坠胀，有便意，乳房胀痛；或两胁胀痛，腰背酸楚；常伴有阴道干涩，分泌物少，对房事有恐惧感。

⌂ 病因分析

中医学认为其病因，多为肝郁气滞，经络阻滞，不通则痛；或湿热壅积，阻塞脉道，气血运行受阻；或命门火衰，阴液涸枯，阴户失于濡养而干涩不润。

西医学认为，引起性交痛的原因可分为心理和生理两部分。前者多由婚前一些不正确的性观念引起，如有的女性把婚后性交与焦虑、恐惧等负面情绪联系起来。此外，未婚前遭受过性暴力、初婚男方动作粗鲁、夫妻感情不和、担心怀孕、疲劳等皆会抑制女性的性兴奋，导致阴道润滑不足而引起疼痛。

在生理方面，如性唤起不足、阴道干涩都会引起疼痛。中老年女性，体内雌激素水平下降，阴道黏膜干涩，易产生性交痛。此外，阴道炎、宫颈糜烂等也是引起性交痛的"元凶"。

取穴 （图2-9）

阴陵泉：胫骨内侧髁下缘凹陷中。

专家解读

阴陵泉为足太阴脾经之合穴，可健脾益气升阳，通经络，益气血，行气止痛。

艾灸方法

艾条雀啄灸，每穴灸5～15分钟，每日1次，10次为一个疗程。或艾炷非化脓灸，每穴灸4～6壮，每日1次，10次为一个疗程。

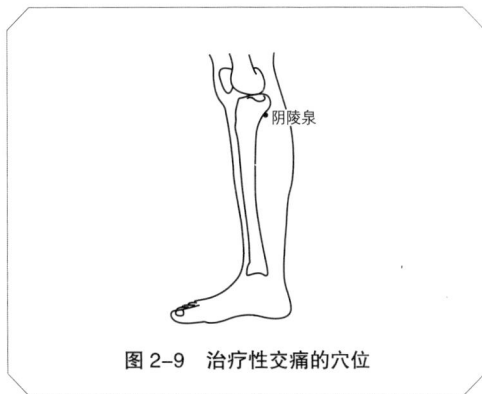

图2-9 治疗性交痛的穴位

阴陵泉

注意事项

① 保持愉快心情，消除惧怕心理。
② 性交时，男方避免粗暴行为。

逆经

逆经，是指每到月经期或月经期前后，会出现周期性的吐血或衄血，又被称为"倒经"或"经行吐衄"。明·李时珍在《本草纲目》中说："经期只吐血、衄血或眼耳出血者，是谓逆经。"此症多见于未婚女青年。

病因分析

中医学认为，此症多因素体脾虚，加上后天失养，气虚下陷，血不循经；或素体阳盛，又喜食辛辣，使血热妄行；也可因七情不调，肝郁化火，肝气上逆，火性炎上，而发逆经。《沈氏女科辑要笺正·月事异常》曰："倒经一证，亦曰逆经，乃有升无降，倒行逆施，多由阴虚于下，阳反上冲……。"《叶氏女科证治》也说："此由过食椒姜辛辣之物，热伤其血，则血乱上行。"

西医学认为，在下鼻甲前端中隔结节处，有些小勃起的组织存在，当月经期时变为极度充血和过敏。这些勃起组织与子宫内膜一样。妇女健康失调时，生活环境变化或情绪不安及血液疾病而使血质失调时，即可导致月经期鼻衄或其他器官出血。

取穴 （图2-10）

脾俞：第11胸椎棘突下，旁开1.5寸。

胃俞：第12胸椎棘突下，旁开1.5寸。

足三里：犊鼻穴下3寸，胫骨前嵴外一横指处。

三阴交：内踝高点上3寸，胫骨内侧面后缘。

专家解读

脾俞、胃俞皆为膀胱经俞穴，又分别为脾和胃的背俞穴，脾俞可摄血归经。胃俞可降胃气，令血下行；足三里为阳明经俞穴，可补脾益气；三阴交是脾经俞穴，又与足三阴经相交，可调肝、脾、肾之经气。

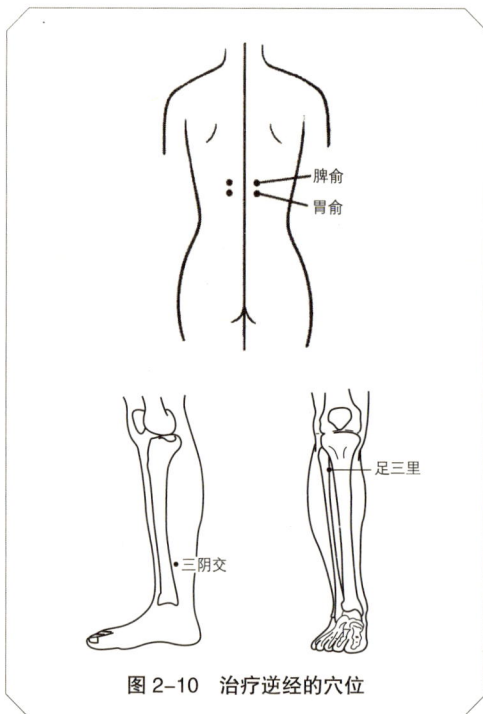

图2-10　治疗逆经的穴位

艾灸方法

月经前一天施灸。艾条雀啄灸，每穴施灸5～10分钟，每日施灸1次。艾炷非化脓灸，每穴施灸2～4壮，每日1次。

注意事项

1 调节情志，保持心态平和。
2 适当休息，避免劳累。
3 忌食辛辣食物及烟酒。
4 平日可适当食用凉性蔬菜，饮用菊花茶。

🍃 慢性盆腔炎

慢性盆腔炎，是指子宫、输卵管、卵巢、盆腔结缔组织、盆腔腹膜的慢性炎症，属于中医学"少腹痛""热入血室""带下""不孕""癥瘕"等范畴。临床多表现为下腹隐隐疼痛，有胀坠感，腰骶酸痛，神疲乏力，有时可有低热，常在劳累时、性交后、排便时及月经前后加剧；可伴有月经失调、白带增多、痛经、婚久不孕等。本病缠绵，反复发作，经久不愈。

病因分析

中医学认为，本病多由经行、产后胞脉空虚，抵抗力弱，湿热之邪乘机而入，胶结下焦；或手术损伤经络，邪毒与瘀血凝结胞中，胞脉不利；也可能因过食生冷、产后冒雨、寒客胞中、胞脉瘀结、气机不利而发。

西医学认为，其多因盆腔手术消毒不严，或经期性交、子宫内膜坏死、内膜息肉坏死、不洁的妇科检查，或阑尾炎、腹膜炎等炎症蔓延，致病菌感染盆腔、内生殖器及其周围盆、腹腔结蒂组织而形成。一般急性期治疗不彻底，则可转为慢性。

取穴 （图 2-11）

关元：脐下 3 寸。

中极：脐下 4 寸。

三阴交：内踝高点上 3 寸，胫骨内侧面后缘。

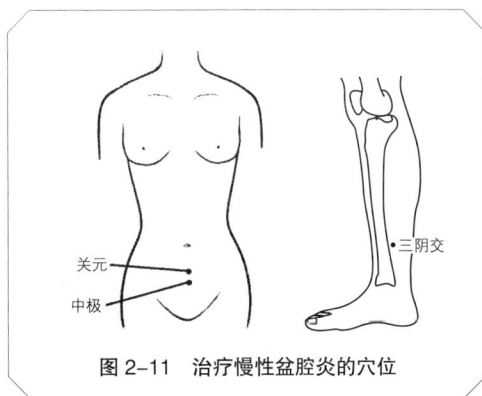

图 2-11　治疗慢性盆腔炎的穴位

专家解读

关元、中极皆为任脉之俞穴，二穴又皆与足三阴经交会。关元下又为子宫，因此其可治疗女性下焦疾患；中极可行气活血，有调冲任、理气血的作用；三阴交为足太阴脾经俞穴，为肝、脾、肾经的交会穴，有健脾胃、益肝肾、理气血、祛湿热之功效。

艾灸方法

艾条温和灸，每穴灸 10~15 分钟。艾炷灸，每穴施灸 4~6 壮，隔日治疗 1 次，10 次为一个疗程。

注意事项

1. 注意个人卫生及性生活卫生，禁止在产褥期、流产后、月经期进行性生活。
2. 经期需沐浴时，不可盆浴，提倡淋浴，不宜游泳。
3. 饮食宜清淡，少吃肥甘、辛辣食物。
4. 注意劳逸结合。

慢性宫颈炎

慢性宫颈炎是最常见的妇女疾病之一，是指子宫颈的慢性炎症，其多由急性子宫颈炎治疗不彻底转变而来。其包括子宫颈糜烂、子宫颈息肉、子宫颈撕裂外翻、子宫颈潴留囊肿、子宫颈肥大等症状，属于中医学"带下"的范畴。临床多表现为带下量多，色白或黄或黄白相兼；伴有腰部酸痛、下腹坠胀、精神不振，子宫颈可见有糜烂面，严重者可有血经不调及不孕等。

病因分析

中医学认为，其病因多为七情不调，肝气不疏，肝郁化火；或饮食不节，嗜食肥甘辛辣，以致湿热内蕴；也可因跌仆损伤、人工流产手术等伤及经络，令瘀血阻络。《傅青主女科》曰："夫带下俱是湿证，……非独跌闪挫气已也，或行房而放纵，或饮酒而癫狂，虽无疼痛之苦，而有暗耗之害，则气不能化经水，而反变为带下病矣。"

西医学认为，阴道内细菌，如链球菌、葡萄球菌与其他细菌，累及子宫颈患区，成为慢性子宫颈炎。

取穴　（图2-12）

关元：脐下3寸。

次髎：第2骶后孔中，约当髂后上棘下与督脉的中点。

三阴交：内踝高点上3寸，胫骨内侧面后缘。

专家解读

关元为任脉之俞穴，又与足三阴经相交，故其可调肝、脾、肾之经气，化湿止带。次髎为膀胱经俞穴，可以清湿热之浊秽。三阴交为脾经之俞穴，又为足三阴经交会穴，除可健脾、清热除湿外，还可活血化瘀，理气行血。

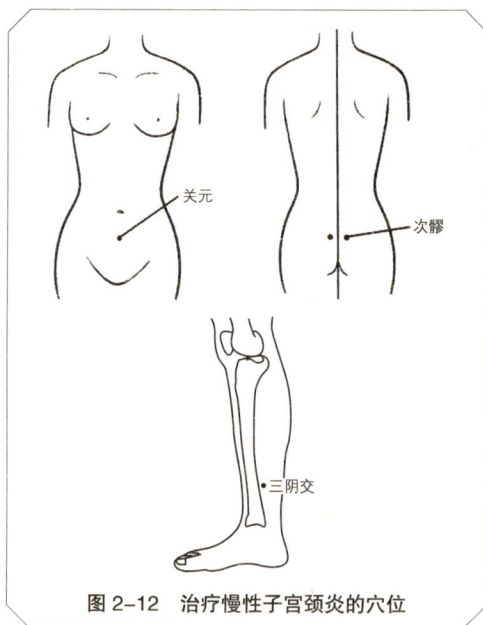

图2-12　治疗慢性子宫颈炎的穴位

艾灸方法

艾条温和灸，每穴施灸5～15分钟，每日治疗1次。艾炷灸，每穴施灸4～6壮，每日治疗1次。

注意事项

1. 注意个人卫生，勤换洗内裤。
2. 经期用品要干净。
3. 经期禁房事。

🍃 输卵管阻塞

输卵管阻塞，是指输卵管由于炎症而阻塞不通。其临床多表现为婚后多年不孕、下腹部疼痛或有牵拉样疼痛，同时多伴有白带增多，或色白或色黄，月经不调及痛经等症。

病因分析

中医学认为，本病多为七情不调，肝失疏泄，气机不利，胞脉瘀阻；或生产、人工流产等创伤，损伤经络，气血运行不畅，胞脉失养；或素体禀赋不强，房室纵欲，肾虚冲任失养；或素体虚弱，脾肾阳虚，温运乏力，令痰、湿、瘀等阻塞胞脉。

西医学认为，输卵管先天发育不良、输卵管感染病菌引起炎症、腹腔内邻近器官炎症的波及、子宫内膜异位、输卵管息肉，其他如精神因素等皆可导致输卵管梗阻。

取穴 （图2-13）

卵巢：肚脐旁开3寸。
子宫：肚脐下4寸、中极穴旁开3寸。

专家解读

卵巢、子宫皆为经外奇穴，卵巢可直达病所，"疏其血气，令其条达"。输卵管隶属胞脉，因此子宫可通畅胞脉，也可以使输卵管畅达。

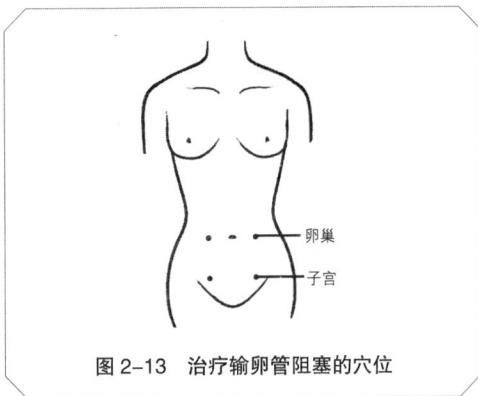

图2-13　治疗输卵管阻塞的穴位

艾灸方法

艾条温和灸，每穴施灸5～10分钟，每日治疗1次。艾炷隔姜灸，每穴施灸7～9

壮，每日治疗 1 次，10 次为一个疗程。

注意事项

① 禁止经期性生活。
② 尽量避免人工流产。
③ 输卵管不可反复通水。

排卵功能障碍

排卵功能障碍，主要表现为无排卵和黄体不健两种。临床多表现为久婚未孕，月经不调，甚至闭经；同时可伴有头晕耳鸣、面色不华、神疲乏力、腰膝酸软、带下绵绵、情绪抑郁、性欲淡漠、食欲不健等症。

病因分析

中医学认为，其病因多为肝虚不能生发，肾虚不能作强，而令冲任不足。禀赋不强，肾精亏少，"肾为一身之根蒂""胞脉系于肾"，而令排卵不能；或七情不调，肝郁气滞，而令肝血不足。女子以肝为先天。《素问·六节藏象论》曰："肝者，罢极之本，……以生血气。"肝虚则不能生发，而令排卵受障。

西医学认为，排卵功能障碍分为无排卵和黄体不健两种。无排卵主要由下丘脑—垂体—卵巢轴功能失调；黄体不健主要是黄体分泌孕酮不足或黄体过早萎缩。

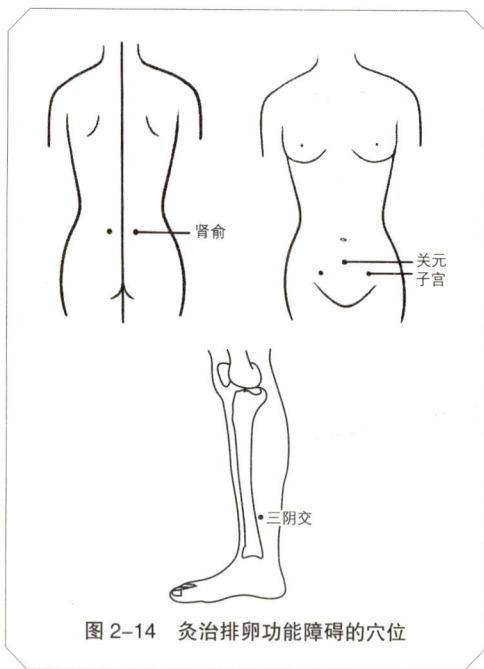

图 2-14　灸治排卵功能障碍的穴位

取穴 （图 2-14）

关元：脐下 3 寸。

子宫：肚脐下 4 寸、中极穴旁开 3 寸。

肾俞：第 2 腰椎棘突下，旁开 1.5 寸。

三阴交：内踝高点上 3 寸，胫骨内侧面后缘。

🧑 专家解读

关元为任脉之俞穴，任脉为阴脉之海，关元穴下面即为子宫，故其可补气血，养子宫，通脉胞。子宫穴为经外奇穴，可直接作用于子宫，通其经脉。肾俞可益肾填精助排卵。三阴交为脾经俞穴，又与足三阴经相交会，可调肝脾肾之经气，以调冲任。

🧑 艾灸方法

艾条温和灸，每穴施灸 15～20 分钟，每日或隔日施灸 1 次，在月经周期第 12 至 16 日每天施灸 1 次，经期停灸。艾炷灸，每日或隔日施灸 1 次，每次施灸 5～7 壮，月经周期第 12 至 16 日每天施灸 1 次，经期停灸。

🧑 注意事项

① 调节情志，忌忧思、恼怒。
② 节制房事。

🍃 黄体功能不全

黄体功能不全，又称黄体不健，是黄体发育不全而致过早萎缩或萎缩不全。临床多表现为月经周期有规律，但缩短、提前，或经前有点滴状出血，使经期相应延长，但也可出现月经过多。少数人有不孕症，或受孕后有早期流产。同时，可伴有面色萎黄、脸色发锈、怕冷、经期大便较稀且次数较多、夜间小便多等。

🧑 病因分析

中医学认为，其病因多为七情不调，情志不畅，气郁血滞；或经期冒雨感寒，恣食生冷，寒凝血停，阻滞冲任；或先天禀赋不强，精气未充，房事过多，损伤肝肾，以致耗伤气血，冲任受损。

西医学认为，下丘脑—垂体—卵巢性腺轴受到影响，阻碍丘脑下部对垂体促性腺激素的调节，使卵泡刺激素分泌不足，引起卵泡发育不良，而影响黄体的生成；黄体生成素分泌不足或不正常，使黄体功能维持受到影响；高泌乳素血症，影响卵巢黄体细胞芳香化酶活性，使孕酮合成受到影响；而PGF2α异常增加，有溶黄体作用。以上均可导致黄体功能不全。

取穴　（图2-15）

中脘：脐上4寸。

关元：脐下3寸。

足三里：犊鼻穴下3寸，胫骨前嵴外一横指处。

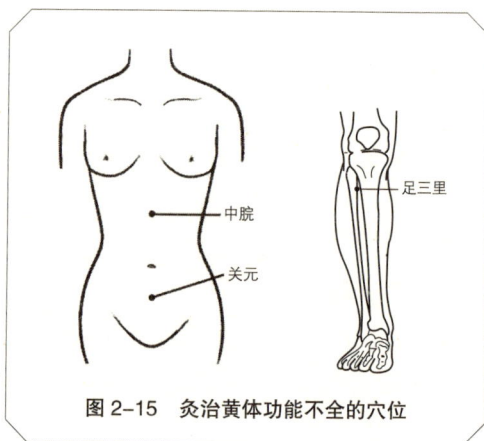

图2-15　灸治黄体功能不全的穴位

专家解读

中脘、关元皆为任脉俞穴。中脘又为胃之募穴及六腑之会穴，可以补气血，益后天；关元为小肠募穴，又与足三阴经交会，可调肝脾肾之经气，疏肝理气，滋补肝肾，调理冲任；足三里为足阳明胃经之俞穴，阳明经多气多血，可以益气补血，调和冲任。

艾灸方法

艾条温和灸，每穴施灸5～10分钟，每日治疗1次。艾炷灸，每穴施灸7～9壮，每日治疗1次。

注意事项

① 调节情志，减轻心理压力。

② 节劳慎欲。

③ 饮食宜忌合理，忌寒凉及辛辣食物。

霉菌性阴道炎

霉菌性阴道炎，是指白色念珠菌感染引起的阴道炎症。临床多表现为带下呈乳白色，块状，如豆腐渣样，阴道及外阴瘙痒灼热、疼痛，有膜不易脱落，小便黄赤。此症是妇科常见的传染病，多发生于孕妇、糖尿病患者及长期服用抗生素者。

病因分析

中医学认为，其病因多七情不调，肝气郁结，郁久化火，且脾虚不运，湿邪内停，湿热蕴结，壅而下注，侵渍阴道，令毒邪内生；或阴道不洁，感受毒邪，邪毒伤损阴道。正如《傅青主女科》曰："……况加以脾气之虚，肝气之郁，湿气之侵，热气之逼，安得不成带下之病哉。"

西医学认为，其病因可能由于不洁的手或检查器械、洗澡水、浴巾、性交、衣裤，或滥用广谱抗生素。当女性身体素质、抵抗能力低下时，易感染霉菌性阴道炎。

取穴 （图2-16）

中脘：脐上4寸。

中极：脐下4寸。

次髎：第2骶后孔中，约当髂后上棘下与督脉的中点。

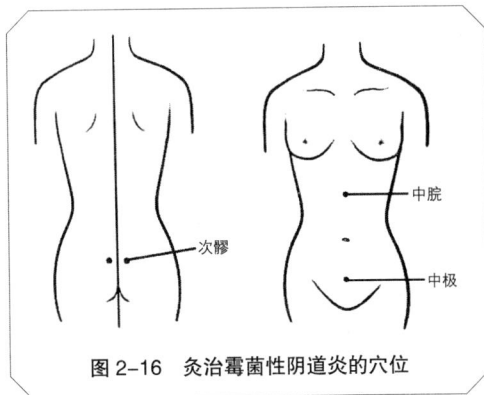

图2-16 灸治霉菌性阴道炎的穴位

专家解读

中脘、中极皆为任脉俞穴。中脘又为胃之募穴、六腑之会穴，可以健脾气，排六腑之湿浊。中极为膀胱之募穴，又与足三阴经相交，可以清湿热，除毒邪，调带止痒。次髎为膀胱经俞穴，可祛下焦之湿浊。

艾灸方法

艾条温和灸，每穴施灸10~15分钟，每日1次。艾炷灸，每穴施灸4~6壮，每日治疗1次。

注意事项

① 注意个人卫生，保持外阴清洁。

② 沐浴时，不宜采用盆浴，应淋浴，以避免传染。

多囊卵巢综合征

多囊卵巢综合征，是指在临床上出现月经稀少或闭经，不孕，多毛，肥胖，并伴有双侧卵巢囊性增大的综合征。临床多表现为月经不调，经行量少，有血块，周期小腹胀痛，经常闭经，伴有不孕；渐见体胖，唇周、乳晕、阴毛、体毛增多且粗重，两侧卵巢均为囊性增大。据不完全统计资料报告，在生育年龄的女性发病率为5%～6%，发病年龄高峰在20～30岁，约占发病总数的85.3%。城市女性、知识型女性的发病率高于农村女性。根据症状表现，其属于中医学"月经后期""闭经""不孕""癥瘕"等范畴。

病因分析

中医学认为，其病因多为先天禀赋不强，肾气不足，或房事不节，精血耗散，损伤肾气，失于温煦，冲任气衰，使胞宫发育不全；或七情所伤，肝气郁结，冲任阻塞，气滞血瘀；或饮食不节，嗜食膏粱厚味，多食水果，而使痰湿内生，阻滞胞脉。正如陈修园在《女科要旨》中所言："经水所以不调者，皆由内有七情之伤，外有六淫之感，或气血偏盛，阴阳相乘所致。"《坤元是保》亦曰："有妇人肥胖，经或二三月一行者，痰气盛而躯脂闭塞经脉也。"

西医学认为，此病是由中枢神经系统神经递质分泌失调，导致内分泌和糖代谢异常所致。

取穴 （图2-17）

卵巢：肚脐旁开3寸。

肾俞：第2腰椎棘突下，旁开1.5寸。

关元：脐下3寸。

三阴交：内踝高点上3寸，胫骨内侧面后缘。

专家解读

卵巢为经外奇穴，其可直达病所，迅速取效。关元为任脉俞穴，其下即为胞宫，关元又与足三阴经相交，可调肝、脾、肾之经气，通经活络。肾俞为肾之背俞穴，可以补肾益气，调理冲任。三阴交为脾经俞穴，又为肝、脾、肾经之交会穴，可以行气活血，祛瘀通经。

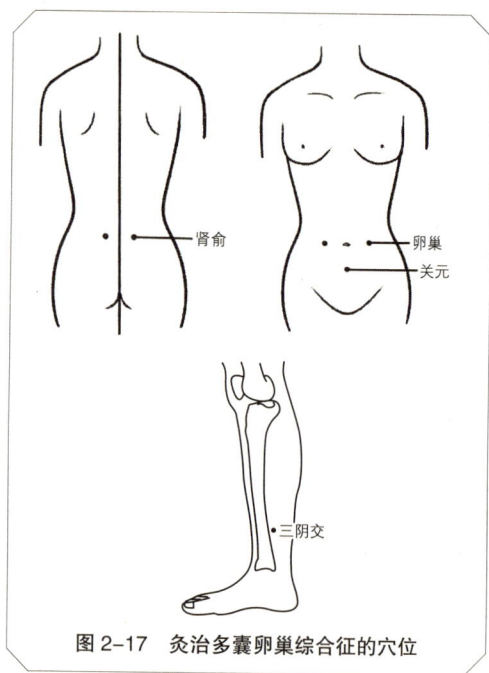

图2-17 灸治多囊卵巢综合征的穴位

艾灸方法

艾条温和灸，每穴施灸5～10分钟，每日治疗1次。艾炷灸，每穴施灸5～7壮，每日治疗1次。

注意事项

① 调节情志，忌忧思、恼怒。
② 调节饮食，忌肥甘及辛辣之物。

席汉综合征

席汉综合征，是指由于产后大出血、休克等引起垂体前叶组织缺血坏死，致垂体功能减退，出现以闭经为主的一系列症状。属于中医学"虚劳""血枯闭经"等范畴。临床多表现为闭经，同时伴有消瘦、怕冷、神疲乏力、毛发脱落、性欲减退、内外生殖器官萎缩、产后少乳、低血压、低血糖等表现。

病因分析

中医学认为，其病因多为产后失血过多，气随血失而气血俱虚，气虚则生血功能减弱，则会导致血海空虚，无血可下。正如《诸病源候论·月水不通候》所言："又先经唾血及吐血、下血，谓之脱血，使血枯，亦月事不来也。"精血同源，血虚则肾精亏损，不能化血，精血亏又可导致肝肾阴虚，渐至肾阳虚，阴阳失调，则经水无源。《傅青主女科》曰："经水早断，似乎肾水衰涸。"

西医学认为，其病因多由垂体前叶组织损坏而引起功能减退。首先是促性腺激素分泌减少，继之影响甲状腺素及促肾上腺素分泌，相继出现性腺、甲状腺、肾上腺功能低下，影响女性受孕。

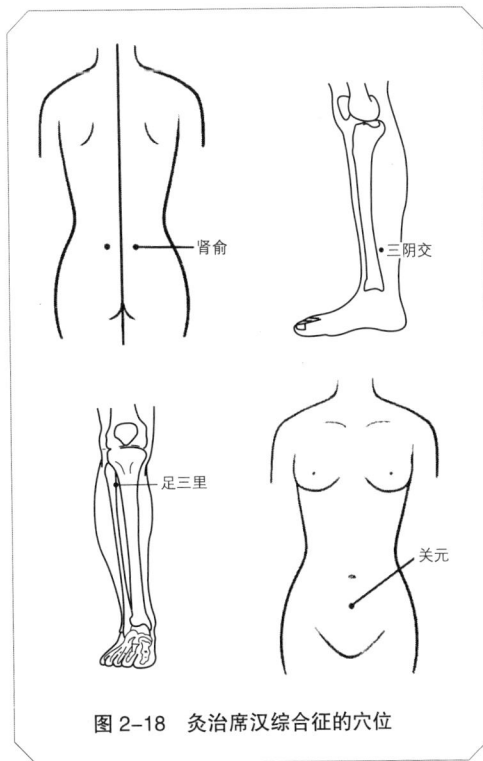

图 2-18 灸治席汉综合征的穴位

取穴 （图 2-18）

关元：脐下 3 寸。

肾俞：第 2 腰椎棘突下，旁开 1.5 寸。

足三里：犊鼻穴下 3 寸，胫骨前嵴

外一横指处。

三阴交：内踝高点上3寸，胫骨内侧面后缘。

专家解读

关元为任脉俞穴，又与足三阴经相交，可调肝、脾、肾之经气，以理冲任之脉。肾俞为肾之背俞穴，可补肾益精，调理阴阳。足三里为足阳明胃经之俞穴，阳明经多气多血，因此可补益气血。正如《景岳全书·妇人规》对所言："欲其不枯，无如养营。"三阴交为脾经俞穴，又为足三阴经交会穴，可补血活血，行血通络。

艾灸方法

艾条温和灸，每穴施灸5～10分钟，每日治疗1次。艾炷灸，每穴施灸5～7壮，每日治疗1次。

注意事项

① 饮食宜营养丰富。
② 注意休息。
③ 睡眠应充足。

子宫肌瘤

子宫肌瘤是女性生殖系统最常见的良性肿瘤。它是由子宫平滑肌细胞增生及少量肌纤维组织形成。由于成长部位不同，可分为黏膜下、间质性、浆膜下三种，以间质性肌瘤最为多见，相当于中医学中"石瘕"一病。临床多表现为月经量多，经期延长，淋漓不断。严重者可出现血崩，伴有腰酸背痛、腹胀、腹痛、白带量多、有异味、尿频、便秘等表现。

病因分析

中医学认为，其病因多为情志不调、思虑过度引起肝脾不和，冲任功能紊乱，子宫血行不畅，血滞不通，瘀血阻塞胞宫；或外感受寒，痰湿壅积日久，经络闭阻，瘀血停留，不得排出体外，日久凝聚而成。《灵枢·水胀》曰："石瘕何如？岐伯曰：'石瘕生于胞中，寒气客于子门，子门闭塞，气不得通，恶血当泻不泻，衃以留止，日以益大，状如怀子，月事不时以下，皆生于女子，可导而下。'"

西医学认为，子宫肌瘤是由子宫平滑肌细胞增生及少量肌纤维组织所形成。它的发生可能与雌激素有关。

取穴（图2-19）

子宫：肚脐下4寸，中极穴旁开3寸。

痞根：第1腰椎棘突下，旁开3.5寸。

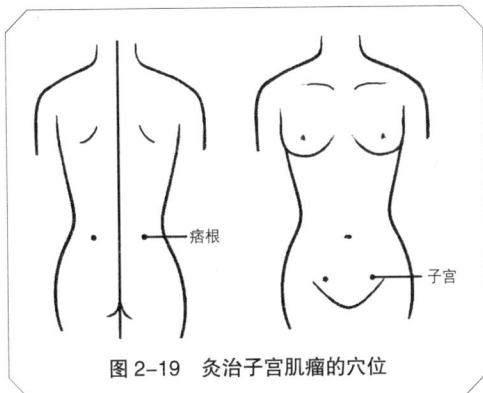

图2-19 灸治子宫肌瘤的穴位

专家解读

子宫、痞根皆为经外奇穴。子宫穴可消除子宫内之疾患，而直达病所。痞根有消除腹内痞块的作用。《医宗金鉴》"灸痞根穴"歌云："十二椎下痞根穴，各开三寸零五分，二穴左右灸七壮，难消痞块可根除。"

艾灸方法

艾炷灸，每穴施灸5～7壮，每日1次。温灸盒灸，每穴施灸25～30分钟，每日治疗1次。

注意事项

① 调节情志，忌忧思、恼怒。

② 如果肌瘤增长迅速，应及时就医。

卵巢囊肿

卵巢囊肿是卵巢肿瘤的一种，是女性生殖系统肿瘤中最常见的一种，一般单侧囊肿多为良性。中医学称之为"肠覃"，属于中医学"癥瘕""积聚"的范畴。临床多表现为月经过多或过少、少腹胀痛、带下增多等症，B超检查可发现卵巢处有囊肿。正如《诸病源候论·八瘕候》所言："妇人血脉挛急，小腹重急、支满，……恶血不除，月水不时，或月前或月后，因生积聚，如怀胎状。"

病因分析

中医学认为，其病因多为妇女在经期或产后，情志不遂，工作压力大，七情内伤，脏腑失调，造成气滞；湿浊内生，湿聚成痰，阻滞胞脉；或饮食不节，偏食、暴饮暴食，造成血瘀；或六淫外侵，寒气袭络，气血凝滞，日久结聚不化，渐致癥瘕。《灵枢·水胀》曰："肠覃何如？岐伯曰：'寒气客于肠外，与卫气相搏，气不得营，因有所系，癖而内著，恶气乃起，息肉乃生。'"

西医学认为，卵巢囊肿的发生与体内激素水平有关，高脂肪食物可促进某些激素的生长和释放，最终导致卵巢囊肿的发生。

取穴 （图 2-20）

卵巢：肚脐旁开 3 寸。

痞根：第 1 腰椎棘突下，旁开 3.5 寸。

专家解读

卵巢穴为经外奇穴，是卵巢在体表的投影，可调整卵巢的内分泌。痞根穴也为经外奇穴，可消除腹内痞块。

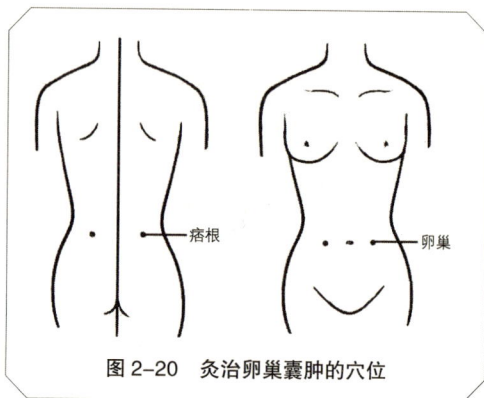

图 2-20　灸治卵巢囊肿的穴位

艾灸方法

艾条温和灸，每穴施灸 5～10 分钟，每日 1 次。艾炷灸，每穴施灸 5～7 壮，每日 1 次。温灸盒灸，每穴施灸 25～30 分钟，每日 1 次。

注意事项

1　调节情志，忌忧思、恼怒。

2　经期避风寒湿邪。

3　经期禁房事。

4　不吸烟，不酗酒。

5　忌辛辣及烟熏、油炸食物。

小贴士

饮茶方

益母草 15 克、车前子 10 克，代茶饮。

🍃 子宫内膜异位症

子宫内膜异位症是指子宫内膜生长在子宫腔以外的异常位置而引起的病变及症状。根据其表现症状，属于中医学"痛经""癥瘕""月经不调""不育"等范畴。临床多表现为严重痛经，并呈继发性和进行性加重，月经过多，月经紊乱，不孕，性交疼痛等；有时伴有肛门坠胀、低热、月经紊乱、尿频等症状。本病多见于30～40岁的女性。

🧑 病因分析

中医学认为，其病因多为七情不调，情志不畅，气滞血瘀，经络阻滞于胞宫、胞脉，不通则痛；或人工流产等手术造成胞宫经络损伤，气血不通，瘀阻日久，成癥成瘕。此正如傅青主所言："肝属木，疏则通畅，郁则不扬，经欲行而肝不应，则抑拂其气而瘀生。"

西医学认为，其病因未完全明了。有种植学说、体腔上皮化生学说、免疫因素、化素化卵泡不破裂综合征等。其中以经学倒流的种植学说与免疫因素为主。但不能排除综合性因素的可能。

取穴 （图2-21）

关元：脐下3寸。

归来：脐下4寸，前正中线旁开2寸。

三阴交：内踝高点上3寸，胫骨内侧面后缘。

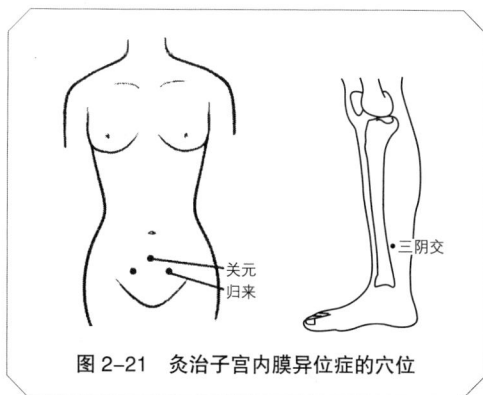

图2-21 灸治子宫内膜异位症的穴位

🧑 专家解读

关元为任脉之俞穴，为足三阴经相交会穴，其下即为子宫，因此可理气通经，调理冲任。归来为足阳明胃经之俞穴，阳明经多气多血，可调理气血，疏通经络，濡养胞宫。三阴交为脾经俞穴，又与足三阴经相交，可调经活血止痛。

🧑 艾灸方法

艾条温和灸，每穴施灸5～10分钟，每日治疗1次。艾炷灸，每穴施灸5～7壮，每日施治1次。

⚇ 注意事项

① 调节情志，忌忧思、恼怒。
② 劳逸结合，适当休息。
③ 避风寒，忌冷饮。
④ 经期禁房事。
⑤ 没有生育要求时，做好计划生育，避免进行人工流产。

🍃 高泌乳素血症

高泌乳素血症，临床多表现为女子未生育，但乳头有乳汁溢出，或挤压后有少量乳汁排出。同时，多有性功能减退、闭经或不孕，可伴有头痛、头晕、心烦易怒、胸闷、乳胀、乳头痒痛等症。中医学中，称之为"乳泣"。《妇人大全良方》曰："有未产前乳汁自出者，谓之乳泣，生子多不育。"

⚇ 病因分析

中医学认为，乳头为足厥阴肝经所主。其病因多为肝失条达，肝郁气滞，血瘀化热，迫乳外溢；或体质虚弱，或经多次人工流产，气血两虚，血脉无力下注血海而致经闭，上返为乳汁溢出。

西医学认为，在内分泌系统中，垂体前叶分泌催乳激素，在下丘脑分泌催乳抑制因子进入垂体门脉系统，在垂体内抑制着垂体激素的分泌。如果催乳激素不正常地增加，可导致该病的发生。

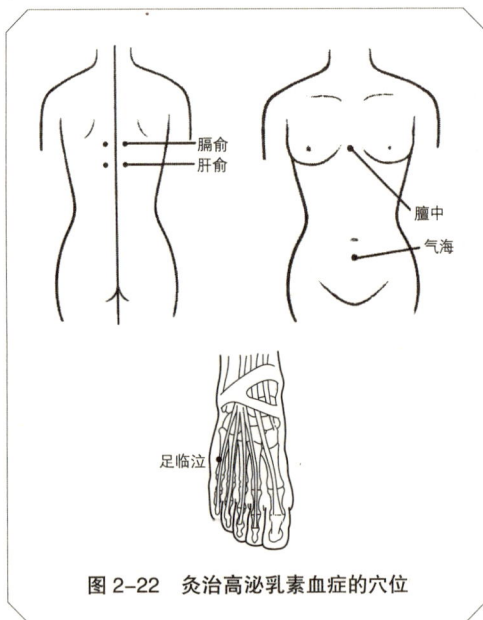

图 2-22 灸治高泌乳素血症的穴位

取穴 （图 2-22）

膻中：前正中线，平第 4 肋间隙。
气海：脐下 1.5 寸。
膈俞：第 7 胸椎棘突下，旁开 1.5 寸。
肝俞：第 9 胸椎棘突下，旁开 1.5 寸。
足临泣：第 4、5 跖骨结合前部，小

趾伸肌腱外侧凹陷中。

专家解读

膻中、气海为任脉俞穴，膻中为气会之穴，气海为生气之海，二穴可益气生血通脉。膈俞、肝俞为足太阳膀胱经俞穴，膈俞为血会之穴，可活血行血，消瘀通络。肝俞可理气机，化滞通经。足临泣为胆经俞穴，可疏肝利胆，化瘀热理气血。诸穴共同作用，"通其月经，则乳汁不行"。

艾灸方法

艾条温和灸，每穴施灸 5~15 分钟，每日或隔日施灸 1 次，10 次为一个疗程。艾炷非化脓灸，每穴施灸 3~6 壮，隔日治疗 1 次，5 次为一个疗程。

注意事项

1 调理七情，忌忧思、恼怒。
2 如果伴有头痛、复视，可到医院进一步诊断。

🌿 卵巢早衰

卵巢早衰，是西医学病名，近年又被称为"高促性腺闭经"。它是指女性卵巢功能减退的一种现象。临床多表现为月经紊乱，月经稀少，闭经，绝经期提前来临；伴有潮热、盗汗、心烦，以及阴道分泌物减少、阴道干涩、润滑不足、性交痛，甚至骨质疏松等表现。此病的发病率为 1%~3.8%，可发生于不同年龄阶段，但多指小于 40 岁的女性。根据其表现症状，属于中医学"血枯""血隔""月水不通""闭经"等范畴。在《妇人大全良方》和《医宗金鉴》中多有关论述，如"女子脉先闭，……肾水绝，则木气不荣而四肢干瘦，故多怒，鬓发焦，筋骨瘦，若五脏传遍则死。"

病因分析

中医学认为，工作繁忙，生活负荷过重，或人工流产而致肝肾亏虚而血枯经少，气血不足，造成卵巢失养。此正如《妇人规》所言："女子以血为主，血旺则经调而子嗣，身体之盛衰，无不肇端于此。"肝藏血，肾藏精，精血可互化，肝肾不足，则血亏精少。

西医学认为，其病因目前尚未完全明确，除了幼年患过腮腺炎外，体内免疫系统失调也是导致卵巢早衰的一个重要原因。据统计，女性中卵巢功能早衰的发生率为1%～3.8%，比例比较高。

取穴　（图2-23）

中脘：脐上4寸。

关元：脐下3寸。

子宫：肚脐下4寸，中极穴旁开3寸。

卵巢：神阙穴旁开3寸。

肝俞：第9胸椎棘突下，旁开1.5寸。

肾俞：第2腰椎棘突下，旁开1.5寸。

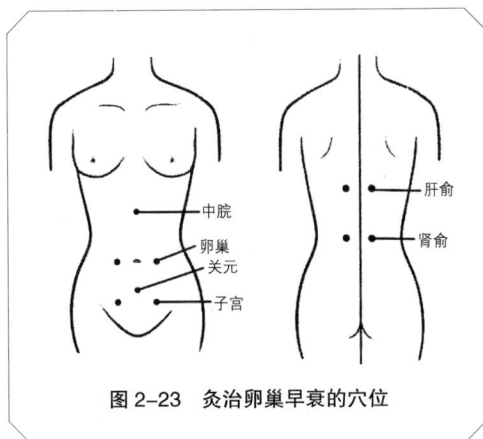

图2-23　灸治卵巢早衰的穴位

专家解读

中脘、关元为任脉俞穴，中脘为胃之募穴，可补益气血。关元为强壮穴，其又与足三阴经相交，可调肝、脾、肾之经气，可补肝肾，调气血。子宫和卵巢皆为经外奇穴，子宫又与卵巢相连，故二穴可调气血、养卵巢。肝俞、肾俞皆为膀胱经俞穴，又分别为肝、肾之背俞穴，而冲任又为肝肾所主，因此可补冲任，养卵巢。

艾灸方法

艾条温和灸，每穴施灸5～15分钟，每日或隔日治疗1次，10次为一个疗程。温灸盒灸，每穴施灸20～30分钟，隔日治疗1次，7次为一个疗程。艾炷非化脓灸，每次选取3～4穴，每穴施灸3～5壮，每日治疗1次，5次为一个疗程。

注意事项

1 心情舒畅，避免急躁。

2 女孩在年幼时，如患腮腺炎应避免并发卵巢炎。

3 注意饮食平衡。

4 保证充足的睡眠。

5 拥有高质量、有规律的性生活。

6 警惕卵巢早衰的"八大杀手"。

卵巢早衰原因

有关专家指出，造成卵巢早衰的八大原因：
①免疫因素，如甲状腺炎。
②医源性因素，如反复多次人工流产。
③特发性卵巢早衰。
④感染，如腮腺炎、单纯疱疹。
⑤不恰当地使用排卵药。
⑥过度减肥。
⑦精神压力过大。
⑧不良作息，如抽烟、喝酒等。

"两汤"防治卵巢早衰

参白瘦肉汤 鱼鳔、瘦猪肉各50克，枸杞子、太子参各20克，生地黄18克。将鱼鳔用清水泡软，切成小条状；瘦猪肉洗净、切丝；其余用料洗净。将全部用料放锅内，加清水适量，文火煮1～2小时，加食盐调味，喝汤吃鱼鳔、枸杞及猪肉，1天之内服完。此汤具有滋阴降火的功效。

二仙羊肉汤 仙茅、淫羊藿各12克，生姜15克，羊肉250克，盐、食用油、味精各少许。将羊肉切片，放入砂锅内加清水适量，再将用纱布包裹的仙茅、淫羊藿、生姜放入锅内，文火煮至羊肉烂熟，入佐料即可，吃时去药包，食肉喝汤。此汤具有滋肾的功效。

🌱 子宫发育不良

子宫发育不良，是指由于先天生理缺陷而致子宫发育欠佳，个体小于正常子宫。临床多表现为妇科检查示子宫略小，同时可伴有月经不调、经量少、痛经、腰膝冷痛、性欲淡薄、白带清稀、怕冷、不孕等症。

👤 病因分析

中医学认为，其病因多为先天禀赋所致；后天濡养不足，以致肝肾虚损，肝主藏血，"胞胎者系于肾"，故子宫发育不良多由肾气未充所致。朱丹溪曾说："天非此火不能生物，人非此火不能有生。"因此，肾虚是子宫发育不良的根本原因。

西医学认为，子宫发育不良多由先天不足造成的，体内内分泌腺分泌不平衡，尤其是轻度卵巢功能不足，会使子宫发育受阻。

取穴 （图2-24）

神阙：脐中。

关元：脐下3寸。

子宫：肚脐下4寸，中极穴旁开3寸。

命门：第2腰椎棘突下。

肾俞：第2腰椎棘突下，旁开1.5寸。

足三里：犊鼻穴下3寸，胫骨前嵴外一横指处。

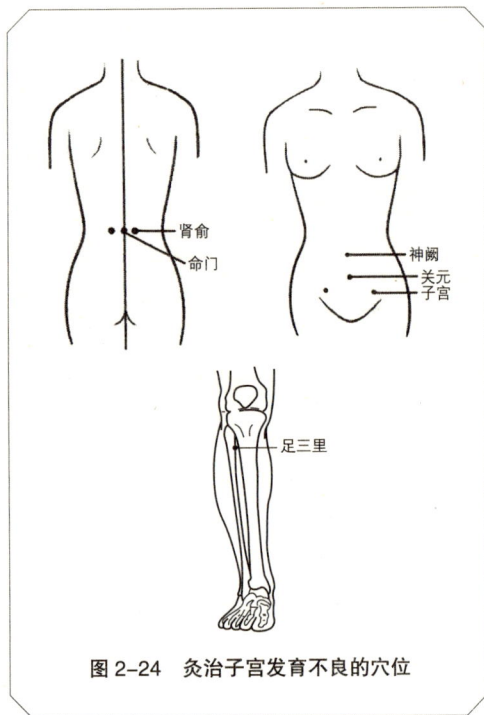

图2-24 灸治子宫发育不良的穴位

专家解读

神阙、关元为任脉俞穴，神阙内连脏腑，可调气血阴阳。关元内连足三阴经，可调肝、脾、肾之经气，其下即为子宫，可濡养子宫，任脉为"阴脉之海"，且"任主胞胎"，故二穴可促子宫发育。子宫为经外奇穴，对子宫发育有促进作用。命门为督脉俞穴，督脉起于胞宫，故其可振奋阳气，促进子宫发育。肾俞为肾之背俞穴，"胞宫系于肾"，故其可养子宫，促子宫发育。足三里为足阳明经俞穴，可补益气血，濡养子宫。

艾灸方法

艾条温和灸，每穴施灸5～15分钟，每日或隔日治疗1次，每10次为一个疗程。艾炷隔姜灸，每次选取3～4穴，每穴施灸3～5壮，隔日治疗1次，每5次为一个疗程。

注意事项

① 忌食生冷、油腻食物。

② 饮食宜营养丰富。

子宫腔粘连综合征

子宫腔粘连综合征，是指患者在人工流产、中期引产或分娩后造成宫腔广泛粘连而引起的闭经、子宫内膜异位症、继发不育或再次妊娠引起流产等一系列症候群。其临床多表现为少腹周期性疼痛、腰痛、肛门部有下坠感，月经量减少，甚至闭经，继发不孕。妇科检查时可有宫颈闭塞，探针不可通过。根据不同的表现症状，属于中医学"血滞闭经""痛经""坠胎"等范畴。

病因分析

中医学认为，其病因多为胞宫遭受损伤，以致经脉受损，气血瘀滞，血瘀脉外而形成瘀血。《黄帝内经》说："阳络伤则血外溢，阴络伤则血内溢。"《医宗金鉴》也说："凡跌打损伤，坠堕之证，恶血留内，则不分何经，皆以肝为主，盖肝主血也。"故此时应以祛瘀为主。

西医学认为，此病多因子宫颈、子宫内膜及肌层受损，如人工流产等手术；或妇科检查操作不正规，细菌被带进宫腔内引起感染，也可能由子宫内膜结核等引发。

取穴 （图2-25）

关元：脐下3寸。

中极：脐下4寸。

归来：脐下4寸，前正中线旁开2寸。

肝俞：第9胸椎棘突下，旁开1.5寸。

肾俞：第2腰椎棘突下，旁开1.5寸。

次髎：第2骶后孔中，约当髂后上棘下与督脉的中点。

三阴交：内踝高点上3寸，胫骨内侧面后缘。

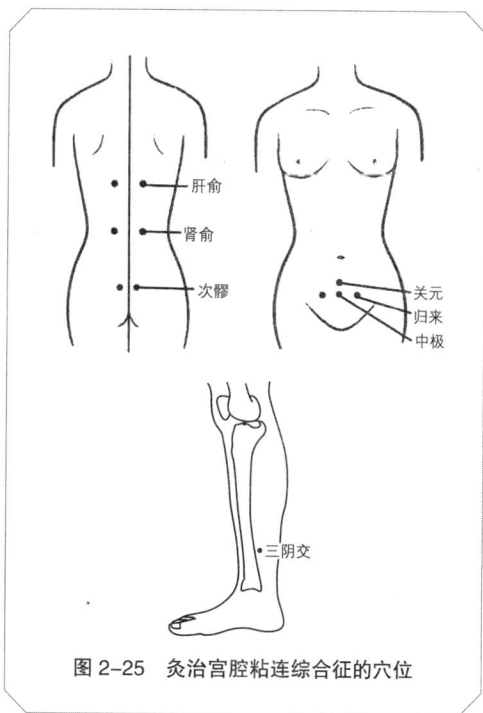

图2-25 灸治宫腔粘连综合征的穴位

专家解读

关元、中极为任脉俞穴，关元穴下即为子宫，可调理子宫气血。中极与足三阴经相交，可行血活血，清除子宫瘀血。归来为足阳明俞穴，可清热通络。膈俞、肾俞、次髎皆为膀胱经俞穴，膈俞为血会之穴，可活血化瘀。肾俞系胞宫，可扶正祛邪。次髎可清热消炎，解除粘连。三阴交为脾经俞穴，可调肝、脾、肾之经气，活血化瘀。

艾灸方法

艾条温和灸，每穴施灸5~15分钟，每日或隔日治疗1次，每10次为一个疗程。艾炷非化脓灸，每次选取3~4穴，每穴施灸4~6壮，隔日治疗1次，每5次为一个疗程。

注意事项

1 做好计划生育，尽量减少人工流产次数。
2 积极预防妇科炎症。

甲状腺功能减退症

甲状腺功能减退症，简称"甲减"，是由于甲状腺激素合成或分泌不足，身体代谢功能减退所致的慢性虚弱性疾病。根据其表现症状，属于中医学"虚劳""水肿"的范畴。临床多表现为面色苍白或萎黄，精神萎靡，动作缓慢，少气懒言，嗜睡嗜卧，畏寒肢冷，纳差腹胀，腰酸膝软，肢体麻木，皮肤粗糙，心动过缓，女子可有体温偏低、月经不调等症。一般女性的发病率高于男性。《医学三字经浅说》认为："'虚劳'二字联系起来加以认识，就是指'虚'由'劳'起，亦即指机体由于过度劳乏而致生理调节代偿功能，以及适应性抵抗力降低所致的一类疾病。"有关专家认为，甲状腺功能减退症女患者的流产或死胎率较高，即使顺利生产，孩子有可能患上呆小症。

病因分析

中医学认为，其病因多为素体阳气虚弱，真阳不足，卫外无权；或禀赋体弱，大病伤阴，而令真阴不足，阴虚生内热，相火内燔；或瘀血内阻，经络不通，气血阻滞，冲任失调。《医宗必读》说："夫人之虚，不属于气，即属于血，五脏六腑，莫能外焉。而独主脾、肾者，水为万物之源，土为万物之母，二脏安和，一身皆治，百疾不生。"

西医学认为，甲状腺不能分泌足够的激素，会引起甲状腺功能减退。

取穴 （图2-26）

大椎：第7颈椎棘突下。
心俞：第5胸椎棘突下，旁开1.5寸。

脾俞：第11胸椎棘突下，旁开1.5寸。

肾俞：第2腰椎棘突下，旁开1.5寸。

命门：第2腰椎棘突下。

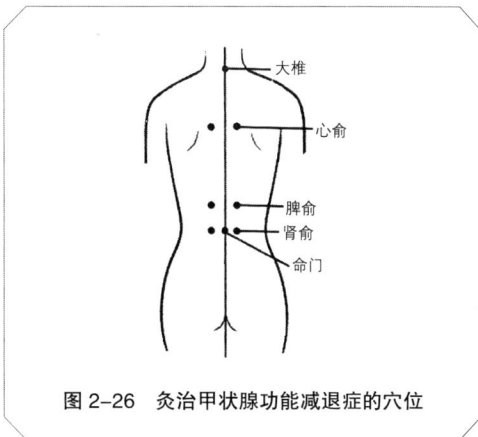

图 2-26　灸治甲状腺功能减退症的穴位

专家解读

大椎、命门为督脉俞穴，督脉主一身之阳，因此大椎能除寒祛邪，通经活络。命门为元气之门，可补肾阳，助命火；心俞、脾俞、肾俞皆为膀胱经俞穴，又分别为心、脾、肾之背俞穴，因此可养气血，补脾肾，益先、后二天。《理虚元鉴》指出："治虚有三本，肺、脾、肾是也。肺为五脏之天，脾为百骸之母，肾为性命之根。治肺、治脾、治肾、治虚之道毕矣。"

艾灸方法

每次施灸可选取2～3穴，余穴轮取。艾炷隔姜灸，每穴施灸3～4壮，每日治疗1次，10次为一个疗程。艾条温和灸，每穴施灸5～15分钟，每日治疗1次，10次为一个疗程。

注意事项

❶ 加强锻炼，提高免疫力。

❷ 加强营养，食用营养丰富、高蛋白、高维生素的食物。

❸ 多食蔬菜、水果、豆类。忌辛辣、生冷、烟酒。

小贴士

甲状腺功能减退自查表（摘自《大众医学》）

如果下列问题，您的回答中有5项或5项以上为"是"，那么建议您去医院就诊。

①感到乏力，常常犯困，体力和精力明显不足。

②皮肤变得干燥，指甲质脆、灰白、易折断。

③体重增加。

④大脑思维迟钝，注意力很难集中，记忆力下降，行动和反应变慢。

⑤常常会觉得冷。

⑥有许多负面的想法，感到情绪低落、抑郁。

⑦肠道功能和代谢水平好像也都降低了，有时候还会便秘。

⑧感到肌肉和骨骼僵硬疼痛，手麻木。

⑨血压增高或心跳变慢。

⑩胆固醇水平增高。

🌿 月经过少

　　月经过少，是指月经周期基本正常，但经量很少，或月经期仅持续1～2天，点滴即净，以闭经前期较为多见。月经过少又被称之为"经少""经水涩少"。临床多表现为月经量少，或点滴即净，经色多淡，质稀薄，或色暗、有血块，可伴有头晕眼花、头晕耳鸣、腰膝酸软、小腹疼痛等症。

👤 病因分析

　　中医学认为，其病因多为素体不强，脾胃虚弱，气血缺生化之源，而使血海空虚。《证治准绳·女科》曰："经水涩少，为虚为涩。"或因禀赋虚弱，肾气亏损，精血溃气；也可能因肌凑失固，卫外失司，寒邪乘机而入，客于胞宫，经血阻遏，停滞成瘀。

　　西医学认为，月经过少多与小卵泡排卵、黄体功能不健、子宫内膜损伤、卵巢功能低下有关。

取穴 （图2-27）

　　中脘：脐上4寸。

　　气海：脐下1.5寸。

　　中极：脐下4寸。

　　肝俞：第9胸椎棘突下，旁开1.5寸。

　　脾俞：第11胸椎棘突下，旁开1.5寸。

　　肾俞：第2腰椎棘突下，旁开1.5寸。

　　腰俞：当骶管裂孔处。

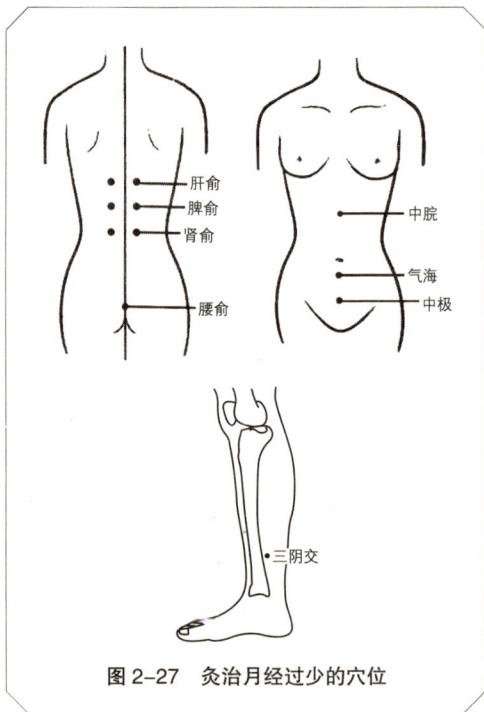

图2-27　灸治月经过少的穴位

三阴交：内踝高点上 3 寸，胫骨内侧面后缘。

专家解读

中脘、中极、气海均为任脉俞穴。中脘为胃之募穴，可以补气血。气海可以益气生血。中极与足三阴经相交，可调肝、脾、肾之经气，行气活血。肝俞、脾俞、肾俞皆为膀胱经俞穴，又分别为肝、脾、肾之背俞穴，肝可藏血，脾可生血，肾可藏精以施化，则血可充盈而下溢。三阴交为脾经俞穴，又为肝、脾、肾之交会穴，可理气活血。

艾灸方法

艾条温和灸，每次取穴 3～5 穴，每穴施灸 5～15 分钟，每日或隔日治疗 1 次，10 次为一个疗程。艾炷非化脓灸，每次取穴 3～5 穴，每穴施灸 3～5 壮，隔日治疗 1次，10 次为一个疗程。

注意事项

1. 调节情志，忌忧思、恼怒。
2. 劳逸结合，防止过度疲劳。
3. 节制房事。
4. 宫寒者可适量饮用姜糖水。

子宫内膜炎

子宫内膜炎，可分为急性和慢性两类型，以腹痛、腹胀为主要症状。急性子宫内膜炎多伴有高热、恶露；慢性子宫内膜炎可伴有低热、下腹隐痛，有下坠感，白带量多。妇科检查可见子宫增大。根据其表现症状，属于中医学"恶露不净""产后发热""带下"和"下焦湿热"等范畴。

病因分析

中医学认为，其病因多为在女性生产或流产时，胞宫遭受损伤，毒热之邪，乘虚而入，湿热蕴积，酿成炎症；或同房不洁，邪客胞宫，阻遏气血经络。

西医学认为，不洁的性交以及人工流产或宫内手术未能严格消毒，经期不注意卫生等会引起宫腔内子宫内膜感染细菌而发炎。

取穴 （图2-28）

中极：脐下4寸。

肓俞：脐中旁开0.5寸。

水道：脐下3寸，前正中线旁开2寸。

次髎：第2骶后孔中，约当髂后上棘下与督脉的中点。

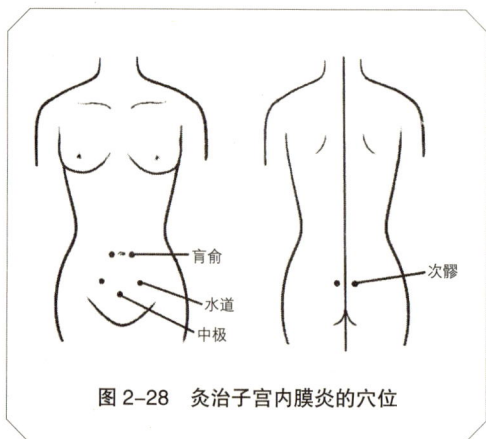

图2-28 灸治子宫内膜炎的穴位

专家解读

中极为任脉俞穴，又与足三阴经相交，可调肝、脾、肾之经气，行气活血。肓俞为肾经俞穴，"肾系胞宫"，故其可调胞宫气血。水道为足阳明俞穴，可行气活血，通经活络。次髎为膀胱经俞穴，可清热除湿，祛除浊秽。

艾灸方法

艾条雀啄灸，每穴施灸5～15分钟，每日治疗1次，每10次为一个疗程。艾炷非化脓灸，每穴施灸4～6壮，每日治疗1次，10次为一个疗程。温灸盒灸，每穴施灸20～30分钟，每日或隔日治疗1次，每7次为一个疗程。

注意事项

❶ 注意个人卫生。
❷ 经期不可同房。
❸ 男女同房前要注意清洁。

附件炎

附件炎是指女性附件（卵巢和输卵管）出现的炎症。根据其表现症状，属于中医学"少腹痛""热入血室""带下""不孕""癥瘕"等范畴。临床多表现为下腹部疼痛、性交痛、经期或劳动后疼痛加重，并伴有下坠感、带下量多、时黄时白、口苦口干、乳胀等；也会造成不孕或宫外孕，以及其他并发症。

病因分析

中医学认为，其病因多为外邪侵入，客于胞宫，阻塞经络气血，蕴积成湿热浊秽。目前多为产后或流产感染，细菌经子宫内膜上行至输卵管，引发炎症；月经期不注意卫生，游泳，或月经期性交；或性伙伴过多等，会使细菌内侵而发病。

西医学认为，其多因产后或流产后，细菌经子宫内膜上行至输卵管，会引起炎症；放置节育器、消毒不严格、月经期不注意卫生或经期性交引起感染；炎症可造成输卵管粘连、狭窄、阻塞，使精子和卵子无法结合，以致不孕或宫外孕；卵巢的炎症还会影响排卵，造成不孕。

取穴（图2-29）

关元：脐下3寸。

归来：脐下4寸，前正中线旁开2寸。

卵巢：神阙穴旁开3寸。

次髎：第2骶后孔中，约当髂后上棘下与督脉的中点。

三阴交：内踝高点上3寸，胫骨内侧面后缘。

专家解读

关元为任脉俞穴，其又与足三阴经相交，其下即为子宫，因此其可调子宫之气血，以达附件。归来为足阳明俞穴，可清湿热及浊秽。卵巢为经外奇穴，可疏通附件经络气血。次髎为膀胱经俞穴，可行气活血，除浊秽。三阴交为脾经俞穴，又为足三阴经交会穴，可通经络、行气血。

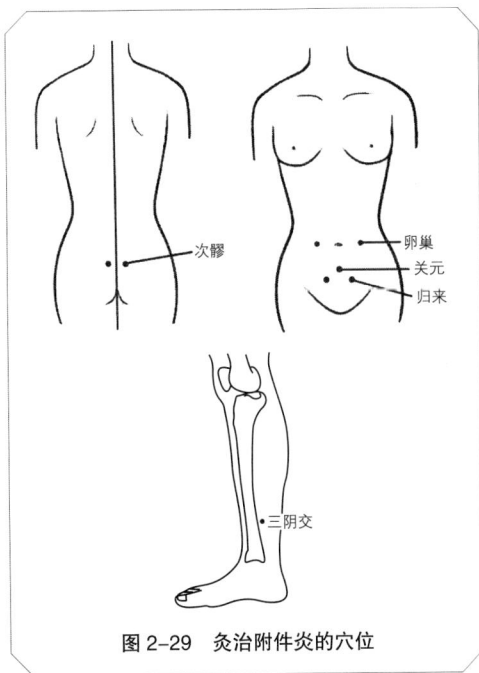

图2-29 灸治附件炎的穴位

艾灸方法

艾条雀啄灸，每穴施灸5～15分钟，每日或隔日治疗1次，10次为一个疗程。艾炷非化脓灸，每穴施灸4～6壮，隔日治疗1次，每7次为一个疗程。

注意事项

1. 注意妇科卫生。
2. 月经期不可进行性生活。

隐性更年期

隐性更年期是指处于30～40岁的年轻女性尚未达到更年期的年龄，却出现了更年期的症状。其临床表现为常出现心情烦躁、身体疲惫、身体潮热、月经紊乱等现象；同时伴有失眠、心慌、皮肤干燥出现皱纹、乳房下垂、身体发胖、阴道分泌液减少、性功能减退等症状。

病因分析

中医学认为，其病因多为七情不调，压力过大，而致肝郁气滞，郁久化热，使冲任失调。《叶氏女科证治》曾说："性躁多气，伤肝而动冲任之脉。"冲任由肝肾所主，情志不调也会损及肝肾；也可因饮食不节，嗜食辛辣酒酪，使湿热蕴积，阻遏经络、气血，而使胞宫失养；又或寒邪内侵，女子衣着不暖，使寒邪客居胞脉而闭阻胞脉，以致胞宫失于温养而早衰。

西医学认为，隐性更年期的主要原因是卵巢功能过早衰竭。特别在城市中，越来越多的白领女性还不到40岁，就出现了郁闷、烦躁、絮叨等类似更年期综合征的表现。据有关调查显示，在30～40岁的白领女性中，有27%～30%的人不同程度地存在着这种医学上被称为"隐性更年期"的现象。

取穴 （图2-30）

中脘：脐上4寸。

关元：脐下3寸。

子宫：肝脐下4寸，中极穴旁开3寸。

心俞：第5胸椎棘突下，旁开1.5寸。

肝俞：第9胸椎棘突下，旁开1.5寸。

脾俞：第11胸椎棘突下，旁开1.5寸。

肾俞：第2腰椎棘突下，旁开1.5寸。

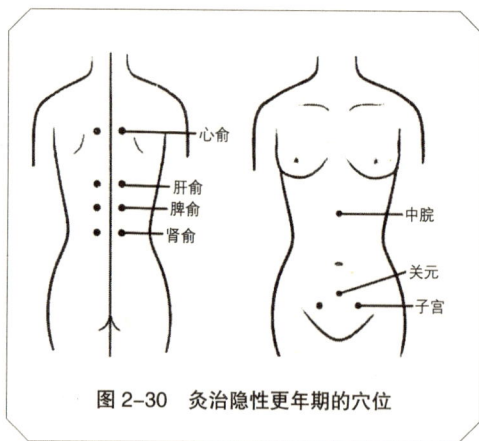

图 2-30　灸治隐性更年期的穴位

专家解读

中脘、关元均为任脉俞穴，中脘又为胃之募穴，可补益气血。关元又与足三阴经相交，可调肝、脾、肾之经气，其下又为胞宫，故二穴可补气血，濡养胞宫。子宫为经外奇穴，可通经络、养子宫。心俞、肝俞、脾俞、肾俞皆为膀胱经俞穴，又分别为心、肝、脾、肾之背俞穴。女子属阴，以血为本，心主血脉，肝藏血，脾生血，肾精可化血，在生理上"胞络系于肾""肾司二阴"。

艾灸方法

艾条温和灸，每次选取3～4穴，每穴施灸5～15分钟，隔日治疗1次，10次为一个疗程。艾炷非化脓灸，每次施灸3～4穴，每穴施灸3～5壮，隔日治疗1次，7次为一个疗程。温灸盒灸，每次选取3～5穴，每穴施灸20～30分钟，隔日治疗1次，7次为一个疗程。

注意事项

1. 调节情志，忌忧思、恼怒。
2. 调整饮食，不可偏食，更不可暴饮暴食。不饮酒，少饮茶和咖啡。
3. 劳逸结合，加强锻炼。
4. 生活有规律，营养均衡。

🌿 宫颈息肉

宫颈息肉是临床比较常见、但很难根治的一种妇科疾病。一般多由慢性宫颈炎长时间刺激宫颈管，使局部黏膜增生，由基底部向宫颈外口突出而形成息肉。息肉多为一个或多个不等，直径一般1厘米左右，呈舌状，蒂细长，红色，根部多附在宫颈外口，也有个别长在宫管壁，易出血。临床多见，带下较多，或白或黄，或带中夹血，阴道经常出血，甚至淋漓不断，同时伴有腰酸膝软，精神不振，大便溏薄。

病因分析

中医学认为，其病因多为饮食不节，嗜食辛辣、肥甘，湿热壅积下焦，气机不利，脉络瘀阻；或性交不洁，外邪乘机袭入；或人工流产等损伤经络，以致气血瘀滞。

西医学认为，阴道内细菌，如链球菌、葡萄球菌与其他细菌，累及宫颈，使宫颈外口周围有鲜红色黏膜息肉，呈单个或多个。

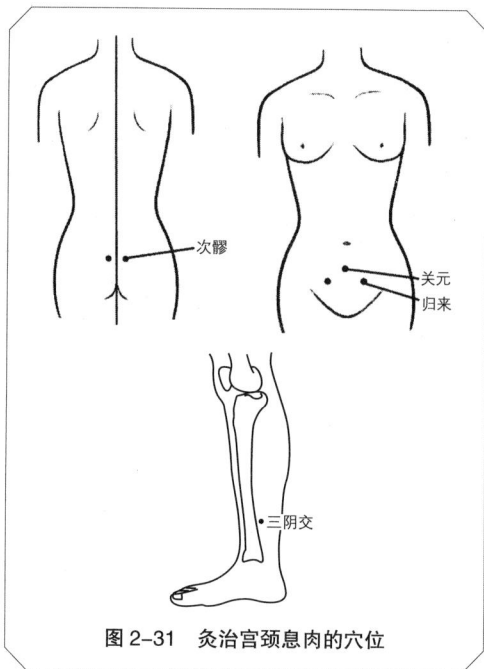

图 2-31 灸治宫颈息肉的穴位

（取穴）（图 2-31）

关元：脐下 3 寸。

归来：脐下 4 寸，前正中线旁开 2 寸。

次髎：第 2 骶后孔中，约当髂后上棘下与督脉的中点。

三阴交：内踝高点上 3 寸，胫骨内侧面后缘。

专家解读

关元为任脉之俞穴，又与足三阴经相交，其下即为子宫，因此可清湿热，通经络，养子宫。归来为足阳明经之俞穴，阳明经多气多血，其可活血化瘀，疏通气血。次髎为膀胱经俞穴，可清浊秽，排毒邪。三阴交为足太阴脾经俞穴，又为肝、脾、肾三阴经之交会穴，可调理肝、脾、肾之经气，祛瘀生新，散积通络。

艾灸方法

艾条回旋灸，每穴施灸 5～10 分钟，每日治疗 1 次。艾炷灸，每穴施灸 5～7 壮，每日治疗 1 次。

注意事项

① 注意个人卫生，内衣裤应清洁。

② 经期禁房事。

③ 饮食宜清淡，忌食辛辣。

腮腺炎

腮腺炎是以发热、耳下腮部漫肿为主要特征的一种病症，一年四季均可发病，但以春、冬两季较易流行。中医学称之为"痄腮""蛤蟆瘟""鸬鹚瘟"。它有2周左右潜伏期，其临床多表现为发热、头痛、恶心、呕吐、全身疲乏等症状；继而发生一侧或两侧耳下腮部肿胀，其为漫肿，边缘不清，触之有硬块，张口不利，咀嚼困难，同时疼痛，拒按，大便硬，小便黄。《疡科心得集·鸬鹚瘟》说："生于耳下，或发于左，或发于右，或左右齐发。"曾有一项对百名早绝经的卵巢早衰女性进行的问卷调查，结果显示：导致卵巢早衰最高发的原因就是腮腺炎。虽然不能说患过腮腺炎的人就一定会卵巢功能早衰，但在被调查的卵巢早衰女性中，有将近一半的人都曾经得过腮腺炎。

病因分析

中医学认为，其病因多为外感风湿邪毒等疫毒之气从口、鼻入，蕴结于经脉，聚而不散，滞结于腮部所致。《医门法律》曰："腮肿亦名痄腮，因风热或膏粱厚味而作。"

西医学认为，腮腺炎是由腮腺炎病毒引起的一种急性呼吸道传染病，除儿童外，成人也可能感染。腮腺炎病毒通飞沫传染，也可以通过尘埃传染。

取穴 （图2-32）

角孙：当耳尖处的发际。

专家解读

角孙为手少阳三焦经俞穴，是手、足少阳，手阳明经交会穴，可清泻胆经和阳明经蕴结的热毒，使热毒发散透达，消肿散结。

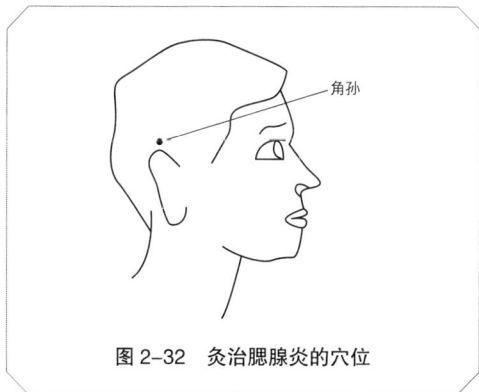

图2-32 灸治腮腺炎的穴位

艾灸方法

施火柴灸。先剪去角孙穴周围毛发，再将火柴点燃后迅速吹灭，即刻点灸角孙穴，每日1次，3次为一个疗程。也可采用灯心草灸或着肤灸。

注意事项

❶ 房间宜常通风，饮食宜清淡，多饮水，保持大便畅通。

❷ 忌肥腻和辛辣食物。

❸ 如果治疗不及时可并发卵巢炎、睾丸炎。

小贴士

治腮腺炎小方

①选鲜而多汁的仙人掌一块，剥掉外皮和小刺，捣烂如泥，外敷患处，每天换敷 1 次，一般 2～3 天即可治愈。

②取豆腐 30 克，绿豆 6 克，冰糖 50 克，水煎服。每日 1 剂，连服 3 天。

子宫脱垂

子宫脱垂是指子宫位置沿阴道下降，甚至脱出阴道口的一种病症。中医学称之为"阴挺""阴脱""阴菌"等，俗称"落袋""落茄子"。根据病情分为 3 度，伴有腰痛腹胀，或阴部重坠而胀，白带多，有异味，脱出的子宫黏膜可被内裤摩擦而糜烂或有分泌物渗出。此病多发于体力劳动女性或多胎多产者。

病因分析

中医学认为，其病因多为体弱气虚者，产时努力伤气，气从下陷，产后又失于调护，以致气虚，发为阴挺；或产育频繁，房事过多，损伤肾气，冲任二脉失固，无力系胞，以致胞宫脱垂。此正如《医宗金鉴·妇科心法要诀》所言："妇人阴挺，或因胞络伤损，或因分娩用力太过，或因气虚下陷，湿热下注。阴中突出一物如蛇，或如菌，如鸡冠者，即古之'颓疝'类也。"

西医学认为，此症多由产伤、生育过多、老年或先天性盆底组织松弛，张力下降，再加上突然腹压增高或长期蹲式劳动、咳嗽等，均可使脱垂加重。

取穴 （图 2-33）

百会：后发际正中直上 7 寸。

中脘：脐上 4 寸。

专家解读

百会为督脉俞穴，是手足三阳、督脉之会穴，督脉总督人体一身之阳，故其可升阳固脱。中脘为任脉之俞穴，又为胃之募穴，脾胃为后天之本，同时其又为六腑会穴，可通达经络，补中益气，

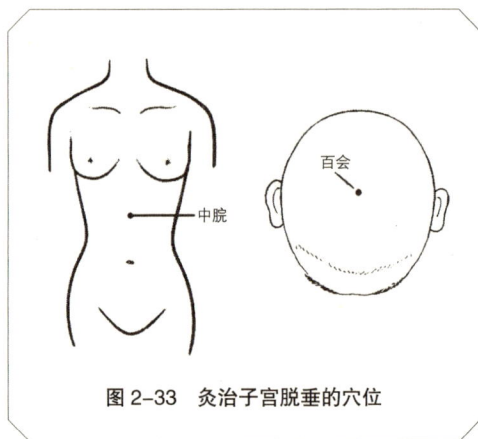

图 2-33　灸治子宫脱垂的穴位

升阳举陷。

艾灸方法

艾条温和灸，每穴施灸5～15分钟，每日1次，10次为一个疗程。艾炷非化脓灸，每穴灸5～7壮，每日1次，10次为一个疗程。

注意事项

1 注意休息，切勿过于劳累。
2 不宜久蹲或从事过重的体力劳动。
3 经常做提肛练习。

经来无定期

经来无定期是指月经不按周期来潮，时而先期，时而后期，均在7天以上，并持续2个周期以上的症状。又被称为"经乱""月经愆期"。临床多表现为月经周期紊乱，超前或错后时间不定，经量及行经期长短多正常。

病因分析

中医学认为，其病因多为七情内伤，五志化火，肝气逆乱，冲任失调；或禀赋不强，肾气不足，及房事过度；又或多次人工流产，损伤胞宫，以致冲任失司，血海失调而月经紊乱。此正如张山雷所云："肝家气滞则血病皆从此而生，肝气郁久，最易化火，伤及肝血，症见月经量少色暗、心烦、头昏胀等；责之于肾者，因肝肾一体精血同源，肾主胞宫而藏精液，经本于肾，肝郁及肾，肾郁则精血失化而胞宫失养，故经行紊乱，经少带多，腰痛。"

西医学认为，女性的正常月经是通过神经体液来进行调整的。性腺受下丘脑—垂体的支配并相互制约，因此任何因素导致这一系统功能异常均可以影响性腺内分泌的靶器官——子宫内膜，而导致月经失调，经行先后不定期。

取穴 （图2-34）

关元：脐下3寸。
命门：第2腰椎棘突下。
太冲：位于足背，第1、2跖骨结合部之间凹陷中。

专家解读

关元为任脉之俞穴，任脉为阴脉之海，关元又与足三阴经交会，故可调肝、脾、肾之经气，濡养子宫。命门为督脉之俞穴，有"生命之门"之意，又位于肾旁，故可补肝肾之气，养肝肾之阴。太冲为足厥阴肝经俞穴，可疏肝理气解郁。诸穴共通则精旺，脉通经水自有定期。

艾灸方法

艾条温和灸，每穴施灸 10～15 分钟，每日或隔日治疗 1 次。艾炷隔姜灸，每穴施灸 4～6 壮，每日或隔日治疗 1 次。

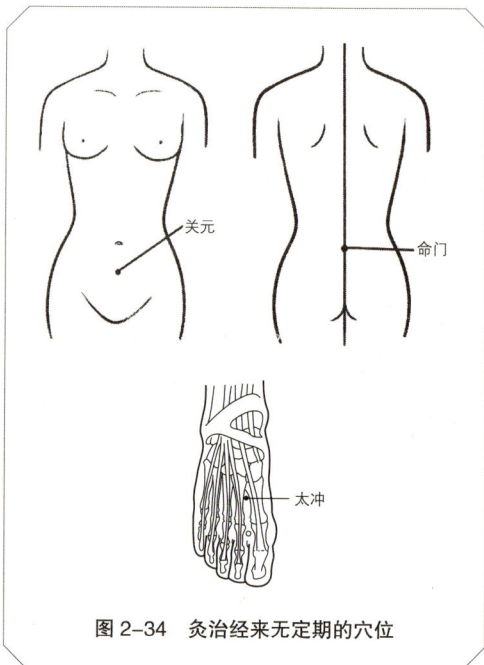

图 2-34　灸治经来无定期的穴位

注意事项

① 调理情志，忌忧思、恼怒。

② 节制房事。

③ 尽量避免人工流产。

肥胖症

肥胖症是指由于热量摄入量超过人体消耗量，引起体内脂肪积聚过多，造成体重超重的疾病。通常以超过标准体重 10% 以上者为超重，超过 20% 以上者为肥胖症。临床多表现为形体肥胖或臃肿，肌肉结实或松弛，或有"大胃囊"或"将军肚"，多有赘肉；同时可伴有食欲旺盛，喜吃辛辣厚味及酒酪，头身困重，体乏无力，胸闷呕恶，腰膝酸软，女性可能伴有不孕等症。

病因分析

中医学认为，其病因多为饮食不节，嗜食肥甘，湿热蕴积，热聚肺胃；或久坐久卧，脾失健运，水湿停聚，凝聚成痰，溢于肌肤；或养尊处优，劳逸失调，痰湿停聚而成。《医宗金鉴》指出："因体盛痰多，脂膜壅塞胞中而不孕。"《丹溪心法》也说："若是肥盛妇人，禀受甚厚，恣食酒食之人，经水不调，不能成胎，谓之躯满脂溢，闭塞子宫。"《张氏医通》又说："大率妇人肥盛者，多不能孕，以中有脂膜闭塞子宫也。"

西医学认为，肥胖应分为单纯性肥胖和继发性肥胖。单纯性肥胖多因能量的摄入量超过消耗量而引起脂肪过多贮存而成。单纯性肥胖又分为获得性和体质性肥胖，体质性肥胖多有家族史；获得性肥胖，多和饮食不节、营养过剩有关。继发性肥胖多和疾病有关，如水液潴留性肥胖、多囊卵巢综合征、皮质醇增多、甲状腺功能减退症等。肥胖也会带来月经异常、卵巢功能不全、不孕症等疾病。

取穴 （图2-35）

中脘：脐上4寸。

天枢：脐旁2寸。

水道：脐下3寸，前正中线旁开2寸。

三焦俞：第1腰椎棘突下，旁开1.5寸。

丰隆：外踝高点上8寸，条口穴外1寸。

足三里：犊鼻穴下3寸，胫骨前嵴外一横指处。

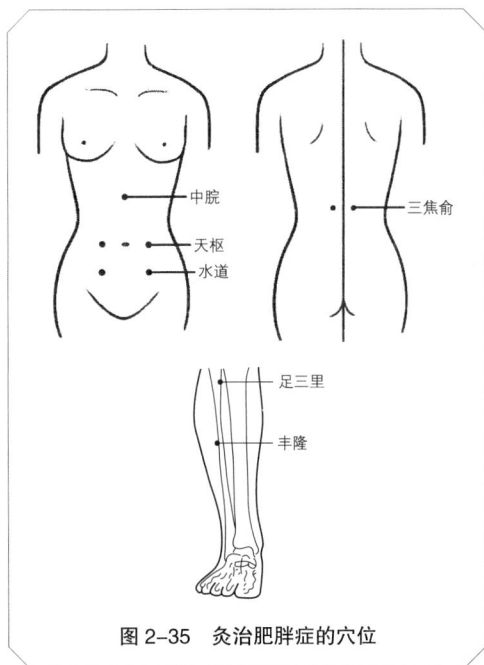

图2-35 灸治肥胖症的穴位

专家解读

中脘为胃之募穴又为腑会之穴，可消食、导滞、降浊、消脂。天枢、水道、丰隆、足三里皆为足阳明经俞穴，天枢又为大肠募穴，可消导肠腑之积。水道可利湿逐水；丰隆可祛痰、消脂、通络；足三里可健脾祛浊秽；三焦俞为膀胱经俞穴，可通利三焦，畅通经络。

艾灸方法

艾条雀啄灸，每穴施灸10～20分钟，隔日治疗1次，10次为一个疗程。艾炷非化脓灸，每次选取3～4穴，每穴施灸4～6壮，隔日治疗1次。

注意事项

① 切忌摄入过多高热量食物。

② 改掉乱吃零食和宵夜的不良习惯。

③ 按时吃饭，合理安排饮食结构，多吃蔬菜和水果。

④ 合理安排体育运动，以消耗体内过多的热量和脂肪。

⑤ 保证睡眠。据瑞典研究，每天睡眠少于 5 小时的女性，比睡眠达到 8 小时的女性平均腰围粗了 9 厘米。

身瘦不孕

身瘦不孕是指身材削瘦，婚后又多年不孕者。其临床多表现为形体削瘦，婚后多年而久不孕；同时伴有面色不华、头晕、心慌、失眠多梦、体乏无力；或胸闷乳胀，心烦易怒，月经不调、量少，脉细弦。

病因分析

中医学认为，其病因多为七情不调，肝郁化火，火旺水亏，以致肾阴不足；或禀赋不强，气血亏少，而令精血不足，氤氲之气失常，孕育乏力，导致不孕。朱丹溪说："人之育胎，阳精之施也，阴血能摄之。精成其子，血成其胞，胎孕乃成。今妇人无子，率由血少不足以摄精也。"《女科经纶》引何松庵说："有瘦弱妇人不能成胎者，或内热多火，子宫血枯，不能凝精。"

西医学认为，身瘦不孕多为先天发育不良，内分泌不平衡，子宫偏小，卵巢分泌不足，而不能受孕。

取穴 （图 2-36）

中脘：脐上 4 寸。

气海：脐下 1.5 寸。

脾俞：第 11 胸椎棘突下，旁开 1.5 寸。

肾俞：第 2 腰椎棘突下，旁开 1.5 寸。

命门：第 2 腰椎棘突下。

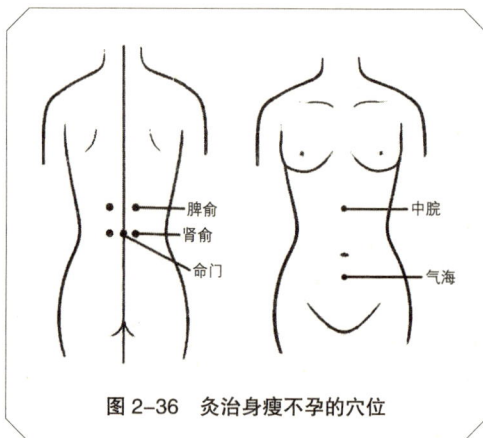

图 2-36　灸治身瘦不孕的穴位

专家解读

中脘、气海皆为任脉俞穴，任脉为"阴脉之海"，又主胞胎，中脘又为胃之募穴，气海为气之海，二穴可补益气血，以养肾精。脾俞、肾俞均为膀胱经俞穴，又分别为脾、肾之背俞穴，可补养先后二天，以养血益精。命门为督脉俞穴，又为元气之本，是精血之所，其又下通胞宫。诸穴共治，则可使女性自然受孕。

艾灸方法

艾条温和灸，每穴施灸5～15分钟，隔日治疗1次，10次为一个疗程。艾炷非化脓灸，每穴施灸3～5壮，隔日治疗1次，5次为一个疗程。温灸盒灸，每穴施灸20～30分钟，隔日治疗1次，10次为一个疗程。

注意事项

1 注意饮食结构，饮食应富有营养。
2 调节情志，忌忧思、恼怒。
3 劳逸结合，适当参加文娱活动。

子宫腺肌病

子宫腺肌病是指由于子宫内膜异位，子宫内膜侵入子宫的肌层而引起。根据不同临床表现，属于中医学"痛经""癥瘕""不孕"等范畴。临床多表现为经期时痛经严重，经期延长或周期紊乱，月经量多；可伴有心烦、头晕、乳胀、肛门坠胀痛、性交痛等症。本病常伴有不孕症。

病因分析

中医学认为，其病因多为七情不调，肝郁不疏，肝郁则气滞，气滞则血瘀，则胞络闭阻不通，不通则痛，瘀久则会成癥成瘕。经水失调，精难纳入，则不可受孕成胎。《沈氏女科辑要笺正》认为："经前腹痛，无非厥阴气滞，络脉不疏。"《医宗金鉴》说："因宿血积于胞中，新血不能成孕。"可见，子宫腺肌病确实影响女性受孕。

西医学认为，子宫腺肌病为子宫内膜异位内在型，子宫内膜样组织出现在子宫肌层，呈弥漫性分散，这种异位的内膜随着卵巢激素的周期性变化而发生增殖、分泌与出血。

取穴 （图2-37）

关元：脐下3寸。

子宫：脐下4寸，中极穴旁开3寸。

肾俞：第2腰椎棘突下，旁开1.5寸。

命门：第2腰椎棘突下。

腰阳关：第4腰椎棘突下。

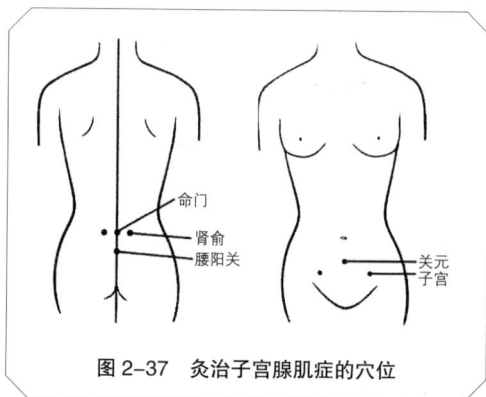

图2-37　灸治子宫腺肌症的穴位

专家解读

关元为任脉俞穴，又与肝、脾、肾三阴经相交，其下又为子宫，因此其可温宫助阳。子宫为经外奇穴，可疏通胞宫之经络。肾俞为肾之背俞穴，"胞络系于肾"，故其可补益肾精。命门、腰阳关皆为督脉俞穴，督脉为"阳脉之海"，二穴可助阳暖宫。

艾灸方法

艾条温和灸，每穴施灸5～15分钟，每日或隔日治疗1次。艾炷隔姜灸，每穴施灸3～5壮，每日或隔日治疗1次。温灸盒灸，每穴施灸20～30分钟，每日或隔日治疗1次。

注意事项

1. 调节情志，忌忧思、恼怒。
2. 注意保暖，防风寒侵袭。
3. 忌食生冷，经期不可游泳。

宫颈糜烂

宫颈糜烂是指子宫颈外口周围呈深红色颗粒状或乳突状的粗糙面，有时仅局限于前唇或后唇，遇碘不着色，则称之为宫颈糜烂。其可分为轻度、中度和重度糜烂。临床多表现为带下色黄或色白，量较多，有异味；可同时伴有腰部酸软及有下坠感，乳房胀痛，心烦易怒，口干、口苦、小便黄等，属于中医学"带下"的范畴。

病因分析

中医学认为，其病因多为七情不调，肝郁化热，脾虚湿盛，反侮伤肝，湿热互结，而下注；或刮宫流产，损伤冲任，以令任带不固，有炎性分泌物出现；或因性交不洁，毒邪内侵，邪客胞宫导致感染所致。《女科证治约旨》曰："若外感六淫，内伤七情，酝酿成病，致带脉纵弛，不能约束诸经脉，于是阴中有物淋漓下降，绵绵不断，即所谓带下也。"傅青主更明确指出："出嫁之女多有之，而在室女则少也。"

西医学认为，阴道内细菌，如链球菌、葡萄球菌和其他细菌，累及宫颈外口周围为鲜红色粗糙面，即为宫颈糜烂。

取穴 （图 2-38）

关元：脐下 3 寸。

中极：脐下 4 寸。

带脉：第 11 肋端直下平脐处。

次髎：第 2 骶后孔中，约当髂后上棘下与督脉的中点。

三阴交：内踝高点上 3 寸，胫骨内侧面后缘。

专家解读

关元、中极皆为任脉俞穴，二穴又与足三阴经相交，故可行气血，清湿热，以祛浊秽。带脉可固带止带。次髎为膀胱经俞穴，可祛湿清热除邪。三阴交为脾经俞穴，又为足三阴经交会穴，可调肝、脾、肾之经气，行气活血，濡养胞宫。

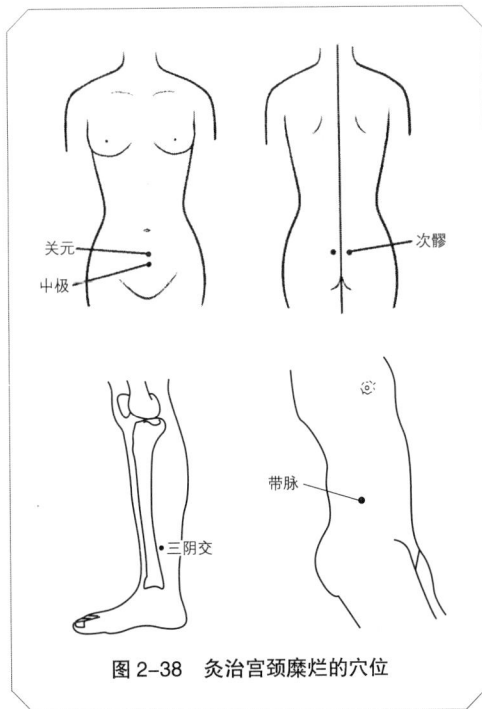

图 2-38 灸治宫颈糜烂的穴位

艾灸方法

艾条温和灸，每穴施灸 5～15 分钟，每日或隔日治疗 1 次，10 次为一个疗程。艾炷非化脓灸，每穴施灸 4～6 壮，隔日治疗 1 次，7 次为一个疗程。

注意事项

① 调节情志，忌忧思、恼怒。
② 注意妇科卫生，尽量避免人工流产。
③ 房事前应先清洗。

小贴士

怎样预防宫颈糜烂

①讲究性生活卫生，适当控制性生活，杜绝婚外性行为，避免经期性交。
②及时有效地采取避孕措施，降低人工流产、引产的发生率，以减少人为的创伤和细菌感染的机会。
③凡月经周期过短、月经期持续较长者，应积极治疗。
④防止分娩时器械损伤宫颈。
⑤产后发现宫颈裂伤应及时缝合。
⑥定期妇科检查，以便及时发现宫颈炎症，及时治疗。

盆腔积液

盆腔积液是盆腔炎的症状之一。积液是由于盆腔炎的炎症而出现的炎性渗出物。临床多表现为下腹部疼痛剧烈，腰酸有下坠感，或伴有下腹有烧灼感，白带多；腹痛常在劳累、性交后或月经前加剧。根据其表现症状，属于中医学"少腹痛""热入血室""带下""不孕""痛经"等范畴。

病因分析

中医学认为，其病因多为素体虚弱，产后血虚或经行体虚之时，感受邪毒，客于胞中，阻滞胞络；或性交不洁、经行未净而性交，使病邪内侵，发生炎症而渗出；或因盆腔手术消毒未净，细菌内侵胞宫，而感染发炎，产生湿热之邪毒。

西医学认为，盆腔积液是由盆腔炎引起的，大多是盆腔炎的渗出液。产生原因是炎症造成的浆液性渗出，不能被身体吸收。

取穴（图2-39）

关元：脐下3寸。

子宫：脐下4寸，中极穴旁开3寸。

水道：脐下3寸，前正中线旁开2寸。

次髎：第2骶后孔中，约当髂后上棘下与督脉的中点。

三阴交：内踝高点上3寸，胫骨内侧面后缘。

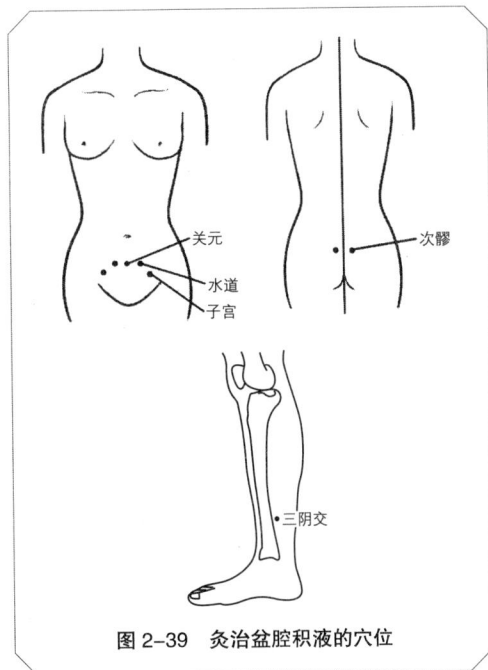

图2-39　灸治盆腔积液的穴位

专家解读

关元为任脉俞穴，又与足三阴经相交，其穴之下即为子宫，可改善子宫气血运行，养胞宫，除浊秽。子宫为经外奇穴，可养子宫而消炎症。水道为足阳明俞穴，可行水湿，消积液。次髎为膀胱经俞穴，可清热解毒消炎。三阴交为脾经俞穴，又为足三阴经之交会穴，可行气活血，除湿消积液。

艾灸方法

艾条温和灸，每穴施灸5～15分钟，每日治疗1次，10次为一个疗程。艾炷非化脓灸，每穴施灸4～6壮，隔日或每日治疗1次，5次为一个疗程。

注意事项

1 保持个人卫生，注意性生活卫生。

2 月经期、流产后禁止性生活。

3 月经期不可游泳。

🌿 输卵管积液

输卵管积液是指由于输卵管受损而产生炎症，以致水液渗出而为积液。临床多表现为低热、腹痛、体乏无力、附件区有压痛，在劳累后、性交后、月经前腹痛加剧，可伴有月经失调、白带多、不孕等表现。输卵管造影可提示"输卵管积水"。根据不同的表现症状,属于中医学"少腹痛""带下""不孕""癥瘕"等范畴。

病因分析

中医学认为,其病因多为经行、产后胞脉空虚,湿热之邪内侵,蕴积胞中,阻滞经脉;或饮食不节,过食生冷,邪客胞中;或因胞宫手术,损伤胞脉及邪毒乘机内侵,客于胞中,阻滞气机,引发炎症而积水。

西医学认为,输卵管积液与多次输卵管通水有直接关系。

取穴 (图2-40)

子宫:脐下4寸,中极穴旁开3寸。

中极:脐下4寸。

归来:脐下4寸,前正中线旁开2寸。

卵巢:神阙穴旁开3寸。

次髎:第2骶后孔中,约当髂后上棘下与督脉的中点。

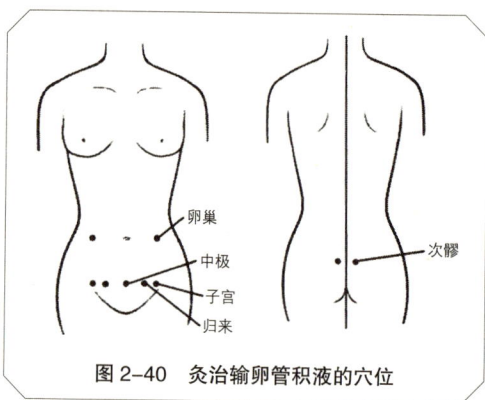

图2-40 灸治输卵管积液的穴位

专家解读

子宫为经外奇穴,可改善胞宫气血,使气血调和,胞脉畅通。中极为任脉俞穴,其又与足三阴经交会,可调和肝、脾、肾之经气,调气机,清湿热。归来为足阳明经俞穴,阳明经多气多血,可行气活血,养胞宫,又可祛浊秽。卵巢为经外奇穴,可疏通卵巢经气,消除胞脉阻滞。次髎为膀胱经俞穴,可清热除湿,祛除秽浊。

艾灸方法

艾炷隔姜灸,每穴施灸4～6壮,每日或隔日治疗1次,10次为一个疗程。艾条温和灸,每穴施灸5～15分钟,每日或隔日治疗1次,10次为一个疗程。温灸盒灸,每穴施灸20～30分钟,每日或隔日治疗1次,7次为一个疗程。

注意事项

1. 注意经期卫生,月经期忌性生活。
2. 尽量避免人工流产。

卵巢炎

卵巢炎是指发生在女性卵巢的炎性病变。在临床上，根据不同的临床表现可分为急性与慢性两种。急性卵巢炎临床多表现为发热、恶寒、小腹一侧或两侧疼痛剧烈，同时可伴有恶心、呕吐、不思饮食、睡眠不安等。慢性卵巢炎可见患侧肿重疼痛、拒按，在劳累、月经期、性交或排便，甚至走路时，可有疼痛加剧，并伴有下坠感及月经不调、不孕等症。根据其不同的表现，属于中医学"少腹痛""癥瘕积聚""不孕"等范畴。

病因分析

中医学认为，其病因多为分娩、流产、刮宫时器具消毒不严密，经期、产褥期胞脉空虚，不注意卫生及经期行房事，而感受邪毒；或腹腔其他器官炎症传染而诱发；或素体虚弱，感受湿热之邪，客于胞宫，蕴积于冲任，令气血凝滞，胞络不通而致。

西医学认为，当子宫出现了问题，诸如细菌、病毒之类经子宫内膜上行，引起卵巢炎；腮腺炎病毒会导致卵巢炎。据统计，在青春期得腮腺炎的女性患者中，约有5%会合并卵巢炎。

取穴 （图2-41）

卵巢：神阙穴旁开3寸。

子宫：脐下4寸，中极穴旁开3寸。

关元：脐下3寸。

次髎：第2骶后孔中，约当髂后上棘下与督脉的中点。

阿是穴：压痛点。

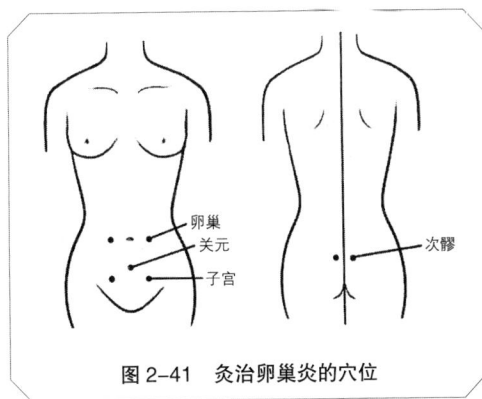

图 2-41　灸治卵巢炎的穴位

专家解读

卵巢和子宫皆为经外奇穴，可助卵巢之经络疏通，气血流通，排除浊秽。关元为任脉俞穴，任脉通胞宫，关元又与足三阴经相交，因此可养胞宫，行气血，排污浊，消炎症。次髎为膀胱经俞穴，可清湿热，消炎症。阿是穴即是压痛点，多位于病变部位附近，可以直达病所，以利取效。

艾灸方法

艾炷隔姜灸，每穴施灸4～6壮，每日或隔日治疗1次，10次为一个疗程。艾条温和灸，每穴施灸 5～15 分钟，每日或隔日治疗 1 次，10 次为一个疗程。温灸盒灸，每穴施灸 20～30 分钟，每日或隔日治疗 1 次，7 次为一个疗程。

注意事项

① 治疗期间禁房事。
② 保持个人卫生，注意性生活卫生。
③ 沐浴时，应选择淋浴的方式。

甲状腺功能亢进症

甲状腺功能亢进症，简称"甲亢"，是由于甲状腺素分泌过多所致的一种临床综合征。其临床多表现为甲状腺肿大或不肿，体乏无力，怕热多汗，善食易饥，体重减轻，情绪激动，心烦易怒，手指颤动，心悸失眠，或球外凸等。根据本病不同的表现症状，可属于中医学"瘿气""消渴""心悸""怔忡"等范畴。多发于 20～40 岁的女性。在不孕不育的人群中，约有 2%～3% 是由甲状腺功能异常引起的。据统计，甲状腺功能亢进重症者约 90% 无排卵，因此不能怀孕；而一旦怀孕，流产率高达 26%，早产率为 15%。

病因分析

中医学认为，其病因多为情志内伤及水土因素。七情不调，忧思恼怒，痰气汇结于颈部；五志过极，伤阴化火，则阴液亏乏；或饮食不节，嗜食辛燥肥甘，损伤脾胃，痰浊内生，循经上汇于颈；或气血郁结，凝滞经络；或肝肾阴虚，水不涵木，肝阳化火，而致肝风内动。《医学入门·外科脑颈门·瘿瘤》说："原因忧恚所致，故又曰瘿气，今之所谓瘿囊者是也。"《杂病源流犀烛·瘿瘤》也说："瘿瘤者，气血凝滞，年数深远，渐长渐大之症。何谓瘿？其皮宽，有似樱桃，故名瘿，亦名瘿气，又名影袋。"

西医学认为，血液中的甲状腺激素过多会引起卵巢激素的分泌和代谢受到阻滞、分解、灭活和清除的过程加快，子宫内膜便逐渐退化、萎缩，从而引起月经稀发，经血量减少直至闭经。

取穴　（图 2-42）

大椎：第 7 颈椎棘突下。

风池：胸锁乳突肌与斜方肌之间凹陷中，平风府穴处。

心俞：第5胸椎棘突下，旁开1.5寸。

肝俞：第9胸椎棘突下，旁开1.5寸。

肾俞：第2腰椎棘突下，旁开1.5寸。

膻中：前正中线，平第4肋间隙。

天府：腋前皱襞上端水平线下3寸，肱二头肌外缘。

天突：胸骨上窝正中。

专家解读

大椎为督脉俞穴，又与手足三阳经交会，可从阳引阴，而养阴清热。风池为胆经俞穴，可疏肝理气，祛风通络。心俞、肝俞、肾俞皆为膀胱经俞穴，又分别为心、肝、肾之背俞穴，可调心、肝、肾之经气，降心火，理肝气，养肾

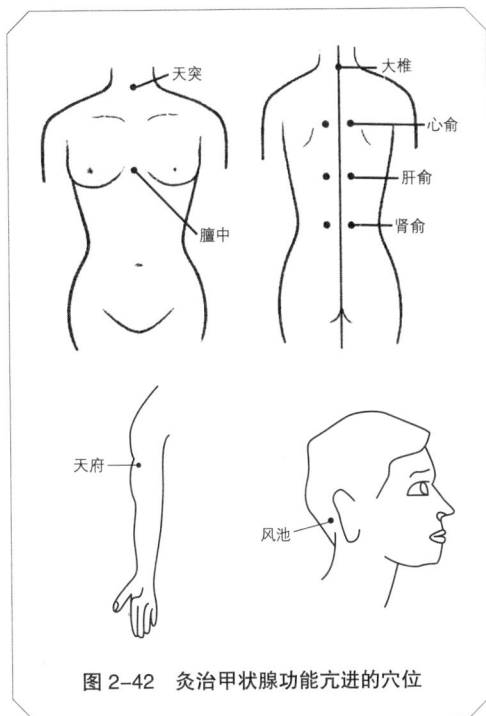

图 2-42 灸治甲状腺功能亢进的穴位

阴。膻中、天突皆为任脉俞穴，膻中又为气会之穴和心包经之募穴，可降气泻火；天突位于颈部，可疏调颈部经气，化痰通络。天府穴为肺经俞穴，可消痰散结。

艾灸方法

每次施术选取3~4穴，余穴轮取。艾条温和灸，每日施灸1次，10次为一个疗程。艾炷非化脓灸，每穴施灸5~7壮，每日或隔日治疗1次，10次为一个疗程。

注意事项

1. 调节情志，保持心态平和。
2. 加强身体锻炼，提高免疫力。
3. 减轻心理压力，避免精神紧张。
4. 有生育要求的女性，需待甲状腺情况稳定后再考虑。

滴虫性阴道炎

滴虫性阴道炎是中年女性多见的病症，是因感染毛滴虫而引发的炎症。临床多表现为阴道分泌物增多，呈乳白色或淡黄色，带有肥皂泡样泡沫，有臭味；其分泌物对外阴有刺激性，使外阴瘙痒、灼热、疼痛。在白带常规检查中可找到滴虫。因滴虫可吞噬精子，妨碍精子存活，而引起女性不孕。隋·巢元方《诸病源候论·阴痒候》曰："妇人阴痒，是虫蚀所为。三虫九虫在肠胃之间，因脏虚虫动，食于阴，其虫作势，微则痒，甚则痛。"

病因分析

中医学认为，其病因多为性交不洁或洗浴不洁，感染虫毒；或过食辛辣食物，或久居潮湿之地，湿热蕴结，内中生虫；或肝肾阴虚，外阴失养，日久生虫而痒。《医宗金鉴》记载："妇人阴痒，多因湿热生虫。"《外科证治全书》也有记载："阴痒，一名阴蚀，……此症亦有肝脾亏损，湿热下注而痒者。"

西医学认为，健康女性的阴道酸度是pH4.5，能将阴道内的致病细菌消灭，阴道内的滴虫也不能生存。但当妇女身体不适，精神创伤，或月经期后，体内内分泌变化，则有利于各种致病菌的繁殖，此时滴虫也活跃起来。

取穴 （图2-43）

带脉：第11肋端直下平脐处。

中极：脐下4寸。

次髎：第2骶后孔中，约当髂后上棘下与督脉的中点。

三阴交：内踝高点上3寸，胫骨内侧面后缘。

专家解读

中极为任脉俞穴，其又与足三阴经相交，可调肝、脾、肾之经气，活血祛湿，止痒杀虫。次髎为膀胱经俞穴，可清湿热，通络解毒。带脉为足少阳胆经俞穴，可祛湿止带。三阴交为脾经俞穴，

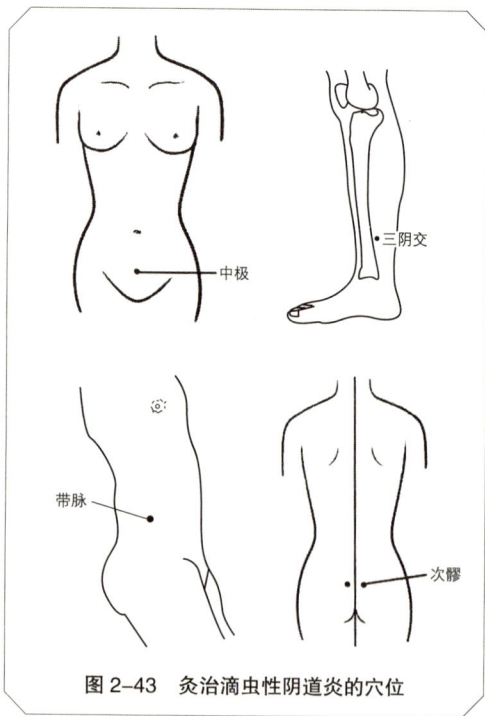

图 2-43　灸治滴虫性阴道炎的穴位

又为足三阴经交会穴，可活血消肿，祛湿止痒，清热杀虫。

艾灸方法

艾条温和灸，每穴施灸5～15分钟，每日1次。艾炷灸，每穴施灸4～6壮，每日治疗1次。

注意事项

❶ 注意个人卫生，保持外阴清洁干燥。

❷ 忌食辛辣厚味。

❸ 洗浴应采用淋浴。

❹ 忌搔抓外阴。

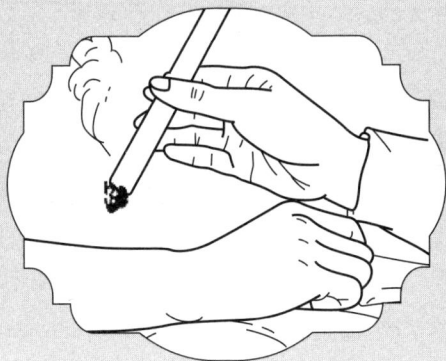

灸治男科病症，解决不育难题

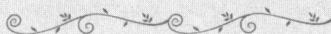

男性不育指夫妇同居未采取避孕措施2年以上，无生育者。女方检查正常，男方检查异常。中医学认为与先天之肾、后天之脾及任脉、冲脉的元气精血不足有关。西医学一般认为多和性功能障碍和精子数量降低以及精子质量下降有关。使用艾灸疗法，可以解除男科病症，治疗男性不育。

阳痿

阳痿，又被称为"阴痿"，是指男子阴茎不能勃起，或勃起硬度很差，勃起时间极短，不能进行正常性交活动的病症。在临床中，多表现为在性生活时，男子阴茎痿软无力，不能勃起，或勉强勃起而不坚，临房早泄而随之疲软，或虽然能性交，但不经泄精而自行萎软。正如张景岳说："阳痿者，阳不举也。"

病因分析

中医学认为，其病因多为房室不节或手淫过度，而致命门火衰，作强无力；或思虑过度，疲惫劳累，损伤心脾，气血两虚；或惊恐伤肾，以致阳痿，如《景岳全书》中所讲"凡惊恐不释者，亦致阳痿"；或嗜食肥甘辛辣，以致湿热下注，如《类证治裁》所说"亦有湿热下注，宗筋弛纵而致阳痿者"。

西医学认为，阳痿是性功能障碍，按病因可分为功能性和器质性两类。功能性阳痿是指非器质性原因使大脑皮层对性兴奋的抑制作用加强和脊髓勃起中枢兴奋性减退所致的阳痿。由于长期的精神紧张，大脑皮质对性兴奋的抑制作用加强，或神经系统经常处于高度兴奋状态而衰竭，脊髓勃起中枢兴奋性减退，在一般刺激下，阴茎动脉血管不能扩张而致。

取穴 （图2-44）

肾俞：第2腰椎棘突下，旁开1.5寸。
关元：脐下3寸。

专家解读

肾俞为膀胱经之背俞穴，可补肾壮阳，固摄精气。关元为任脉俞穴，与足三阴经交会，可补肾气，壮元阳。

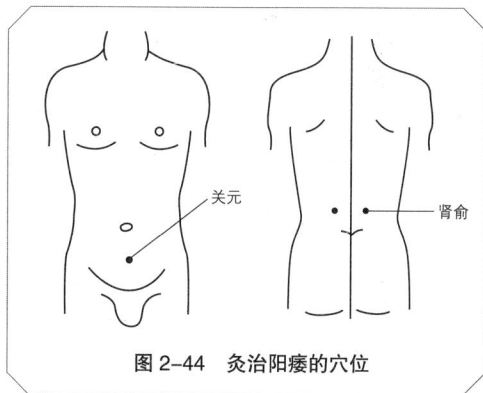

图2-44 灸治阳痿的穴位

艾灸方法

艾条温和灸，每穴施灸5～15分钟，每日或隔日1次，10次为一个疗程。艾炷非化脓灸，每穴施灸5～7壮，每日治疗1次，10次为一个疗程。

注意事项

① 消除紧张心情，保持心态平和。
② 注意节制房事。
③ 不可过量饮酒，忌食辛辣食物。

🌿 遗精

遗精是指成年男子在非性交时精液频繁外泄的病症，又称为"失精""遗泄"。有梦而遗精，称为"梦遗"；无梦而遗精，甚至见色而精液流出的为"滑精"。在临床中，多表现为频繁出现遗精，或有梦而遗精，或无梦而频频滑精；每周2次以上，甚至每夜必遗，个别人有时一夜遗精2次。可伴有头昏耳鸣，腰膝疲软，记忆力减退，精神萎靡，烦躁不安，形体消瘦。

病因分析

中医学认为，梦遗与滑精只是病情的轻重不同，而其发病的原因是相同的。正如张景岳所言："遗精、滑精，总皆失精之病，虽其症不同，而所致之本则一。"其发病的原因多为心肾不交、水火不济、阴虚火旺、精关不固而致遗精滑泄。

西医学认为，性神经衰弱、前列腺炎、精囊炎、附睾炎、阴茎包皮炎等患者常见此症。

取穴 （图2-45）

梦遗

　　心俞：第5胸椎棘突下旁开1.5寸。
　　肾俞：第2腰椎棘突下，旁开1.5寸。

滑精

　　肾俞：第2腰椎棘突下，旁开1.5寸。
　　关元：脐下3寸。

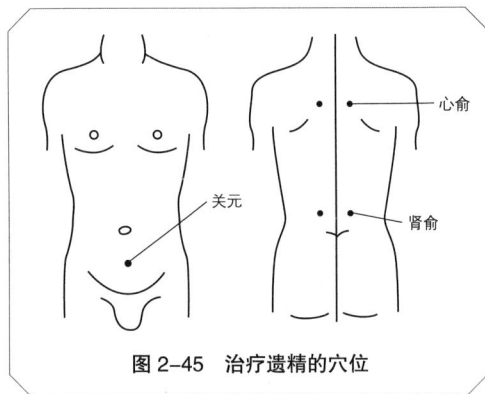

图2-45　治疗遗精的穴位

专家解读

心俞、肾俞皆为足太阳膀胱经俞穴，分别为心和肾的背俞穴。心藏神，故其可降心火以安神，神安则精宁；肾为元气之根本，故肾俞可振奋肾气而固精关。关元为任脉俞穴，与足三阴经相交，可调肝、脾、肾之经气，关元又为贮藏精子之所在，因此可益肾壮阳，令真元得充，肾气作强，精宫得固。

艾灸方法

艾条温和灸，每穴施灸5～15分钟，每日或隔日1次，12次为一个疗程。艾炷非化脓灸，每穴施灸5～7壮，每日或隔日1次，12次为一个疗程。

注意事项

1 宁心安神，保持平和的心态。
2 杜绝手淫，节制情欲。
3 内裤不宜过紧，被褥不宜过厚。

茎中痛

茎中痛是指阴茎中有抽痛的病症。临床可见，小便时阴茎中有抽痛感，而尿后尤甚，可伴有恶寒发热、小腹拘急疼痛、手不可近。此症多见于成年男子。

病因分析

中医学认为，其病因多为性交时感受风寒之邪，邪客郁之，或湿热下注阴窍；或性交不洁，感染湿毒之邪，由尿道口入茎中；或酒色过度，败精瘀阻，经络不通，使茎中作痛。

西医学认为，茎中痛多为性交不洁，感染病菌，或机械损伤，阴茎尿道黏膜受损所致。

取穴 （图2-46）

行间：足背，第1、2趾间缝纹端。

专家解读

行间为足厥阴肝经之荥穴，肝经环阴器抵少腹，肝与胆相表里，因此可清湿热，通经络，调气机，止茎痛。

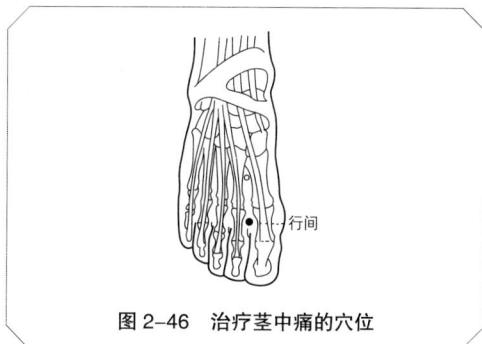

图 2-46　治疗茎中痛的穴位

艾灸方法

艾条雀啄灸，每日1次，5～15分钟，3次为一个疗程。

注意事项

❶ 避免不洁性交。

❷ 忌食辛辣食物与酒酪。

❸ 加强外阴的清洁卫生。

🍃 精子缺乏症

精子缺乏症是指男子精液所含精子数低于0.6亿/毫升，这是造成男子不育的主要原因之一。临床表现则为婚后多年，一直未育，经精液检查发现精子数低于0.6亿/毫升，伴有精液中有死精，或精子活动力差等表现。《金匮要略》曰："男子脉浮弱而涩，为无子，精气清冷。"

病因分析

中医学认为，"肾为先天之本"，肾是藏精之脏，要靠气血濡养，才可肾气足，精血充，产生精子。因此肾虚、气血不足是精子缺乏症的主要病因。《扁鹊玉龙经》曰："阳气虚惫，失精绝子。"

西医学认为，生活环境的不良影响是导致精子质量下降的主要原因。农业化肥及除草杀虫剂的有毒物质、装饰材料，以及让动物快速增肥的饲料，受污染的土壤、水源等直接或间接地毒害了男性精子。此外，吸烟、酗酒、吸毒、肥胖、社会压力大等都是造成男性精子数量下降的重要原因。

取穴　（图2-47）

命门：第2腰椎棘突下。

肾俞：第2腰椎棘突下，旁开1.5寸。

关元：脐下3寸。

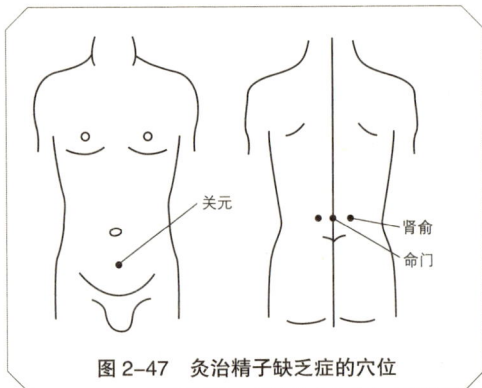

图2-47　灸治精子缺乏症的穴位

专家解读

命门为督脉俞穴，是元气之本，男子藏精之所在。肾俞为膀胱经俞穴，是肾之背俞穴，精藏于肾，肾为先天之本，二者相配可补肾阳、助命火、促生精。关元为足三阴，任脉之会，是男子藏精之所，可温肾兴阳，治男子精亏虚少。

艾灸方法

艾炷隔姜灸，每穴施灸 5～7 壮，每日 1 次，10 次为一个疗程。

注意事项

① 饮食有节，少食辛辣、灸煿食物，忌烟酒。

② 治疗期间，禁止同房。

③ 保持良好心态，消除精神负担。

小贴士

如何提高精子质量？

①饮食上，多吃富含锌、硒、维生素 E 的食物，如生蚝、牛肉、鸡蛋、韭菜、虾仁、西红柿等，有助提高男性生育能力。

②精子成熟的过程需要低温，因此不要泡温泉、洗桑拿，不要穿太紧的三角裤、牛仔裤。

③有生育要求的男性尽量避免接触镇静药、抗肿瘤药、激素类药物，以免造成精子生长障碍、精子染色体损害和断裂。

④戒烟戒酒，不熬夜，生活规律，多做运动。

🍃 前列腺炎

前列腺炎是中青年男性生殖系统感染而致前列腺长期充血，腺泡淤积，腺管水肿而引起的炎症改变。临床多表现为排尿涩痛，淋沥不尽，尿道灼热或痒或痛，尿道口有分泌物，严重者尿中有黏液成丝，可伴有腰膝酸软，体乏无力，小腹坠胀，阴囊肿痛，或阳痿不起，遗精早泄。根据其表现，属于中医学"淋证""癃闭"的范畴。

病因分析

中医学认为，其病因多为饮食不节，过食肥甘、辛辣，湿热内蕴，湿热下注，令膀胱失司；或肝郁气滞，肝胆湿热循经下行；或心肾两虚，肾失固摄。隋·巢元方《诸病源候论·淋病诸候》说："诸淋者，由肾虚而膀胱热故也。"

西医学认为，此病多和生活与职业有关，且20～40岁是前列腺的高发年龄段，现代生活节奏比较快，负担比较重，男性长期处于紧张状态，没有规律的生活、频繁性生活或手淫，使男性易患前列腺炎。常坐及爱吃辛辣食品如麻辣烫、爱喝啤酒的人群，更易患前列腺炎。

取穴 （图2-48）

肾俞：第2腰椎棘突下，旁开1.5寸。
关元：脐下3寸。

专家解读

肾俞为肾之背俞穴，可补肾固摄。关元为任脉俞穴，又与足三阴经交会，可调肝、脾、肾之经气，而分清别浊。

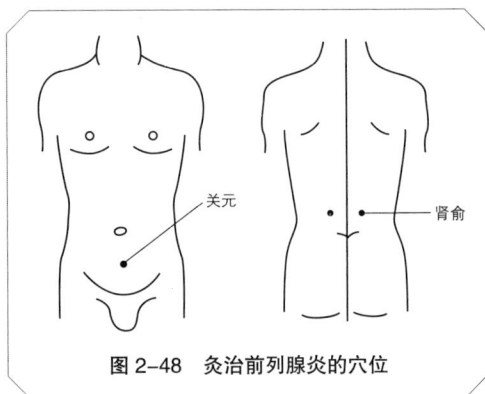

图2-48　灸治前列腺炎的穴位

艾灸方法

艾条温和灸，每穴施治5～15分钟，每日治疗1次，10次为一个疗程。艾炷非化脓灸，每穴施灸5～7壮，每日或隔日治疗1次，10次为一个疗程。温灸盒灸，每穴施灸25～30分钟，每日或隔日治疗1次，10次为一个疗程。

注意事项

① 注意保暖，预防风寒。
② 忌辛辣、酒酪。
③ 节制房事。

阴缩症

阴缩症是指男子阴茎缩入小腹，不能自出的一种病症。在临床中大多发病迅速，可见阴茎缩入小腹，阴囊缩小，伴有小腹疼痛、胸闷、气促、大汗、心悸、四肢发冷，甚至产生幻觉，周身难受不适，烦躁不安，伴有阴部发凉、发麻、疼痛、抽搐，自觉阴茎逐渐缩小。

病因分析

中医学认为，此症多为房劳伤肾，复感寒邪，寒性收引，以致阴缩。《灵枢·经筋》曰："足厥阴之经，……伤于寒则阴缩入。"

西医学认为，多与精神因素和心理障碍有关。

取穴 （图2-49）

神阙：脐中。
关元：脐下3寸。

专家解读

神阙为任脉俞穴，又与督脉、冲脉相连通，可温阳散寒，调理阴阳。关元为任脉俞穴，与足三阴经相连，可调理肝、脾、肾之经气，可振奋人的先天之根、后天之本，元阴元阳之气，温肾兴阳，使"阴平阳秘"。

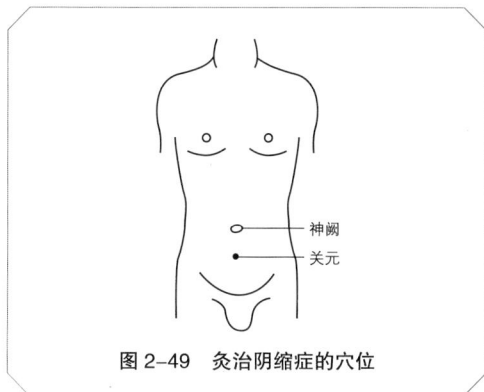

图 2-49　灸治阴缩症的穴位

神阙
关元

艾灸方法

艾条温和灸，每穴施灸5~15分钟，每日1~2次。艾炷隔姜灸，每穴施灸5~7壮。

注意事项

① 注意保暖防寒。
② 行房事时，应注意卫生。
③ 房事后，决不可喝冷饮、吹风扇或空调。

🍃 早泄

早泄是指当阴茎插入阴道后过早射精，甚至刚触及阴道口便发生射精，不能进行正常性交的病症，是一种男性性功能障碍。其临床多表现为当男女双方准备性交时，刚接触或尚未接触，男方即出现射精；或性交时阴茎插入阴道上下刚一抽动，即射精；阴茎也随之萎软。一般多同时伴有面色少华、体乏无力、失眠多梦、阴茎易举、心烦不安、阴部潮湿等症。

病因分析

中医学认为，本病多因惊恐思虑，损伤心脾；或房事过度，肾气耗伤；或过食肥甘、辛辣之物，湿热下注，流于阴器；或肝气郁结，疏泄失司，又或过多手淫，"精出非法"等诸因引发。以致五脏失调，肾失封藏，肾气失固，固摄无权，导致早泄。

西医学认为，早泄的原因是阴茎对性刺激过于敏感，性中枢激发射精的阈值较低，轻度的或短时的性接触即引发射精反射，无法控制。

取穴 （图2-50）

关元：脐下3寸。

肾俞：第2腰椎棘突下，旁开1.5寸。

志室：第2腰椎棘突下，旁开3寸。

次髎：第2骶后孔中，约当髂后上棘下与督脉的中点。

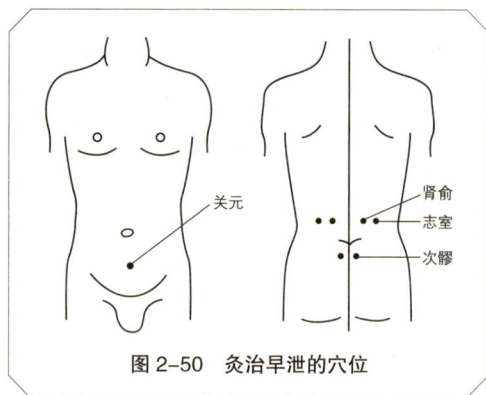

图 2-50　灸治早泄的穴位

专家解读

关元为任脉俞穴，其又与足三阴经相交，可调肝、脾、肾之经气，益肾助阳。肾俞、志室、次髎皆为膀胱经俞穴，肾俞为肾之背俞穴，可补肾益精；志室可补肾固精；次髎可滋阴固肾，助阳益精。

艾灸方法

艾条温和灸，每穴施灸5～15分钟，隔日治疗1次，5次为一个疗程。艾炷隔姜灸，每穴施灸3～5壮，隔日治疗1次，5次为一个疗程。温灸盒灸，每穴施灸20～30分钟，隔日治疗1次，5次为一个疗程。

注意事项

① 调节情志，缓解焦虑情绪。
② 治疗期间禁行房事。
③ 本病一般病程长，需耐心治疗。

小贴士

冷敷可防早泄

行房前，将毛巾放冷水中浸泡，拧到半干后，敷于男性外阴部，2～3分钟换一次，连续3～4次。

不射精症

不射精症是指男子在性交时没有正常的兴奋，阴茎能勃起，但性交过程中达不到性欲高潮，没有精液射出的病症。临床多表现为性交正常，阴茎能勃起，但不能达到性高潮，没有精液排出，但可有梦遗；同时可伴有阴茎强而不倒，性交时间长；或性欲低下，阴茎疼痛；或阳易举，但不坚；或性交不射精而自痿软，可同时伴有心烦、失眠、胸闷、腰痛等症。中医学称之为"射精不出"。在隋·巢元方《诸病源候论·虚劳无子候》中载录："泄精、射精不出，……亦无子。"

病因分析

中医学认为，其病因多为七情不调，心思妄想，欲火亢盛，肝郁气结，疏泄失常，以致精关失常；或房事不节，损伤肾气；或饮食不节，嗜食辛辣及好酒贪杯，使湿热下注，阻滞精窍；又或过多手淫，"精出非法"，以致败精瘀浊，留阻精道，而成此症。

西医学认为，其病因多与心理因素有关，心理活动通过大脑皮层的复杂活动直接影响到性活动的各个环节，而导致不射精。此外，无性交动作、性生活过于频繁、长期手淫等也为常见诱因。

取穴 （图2-51）

关元：脐下3寸。

中极：脐下4寸。

水道：脐下3寸，前正中线旁开2寸。

肾俞：第2腰椎棘突下，旁开1.5寸。

三阴交：内踝高点上3寸约四横指，胫骨内侧面后缘。

太冲：足背，第1、2趾间缝纹端。

命门：第2腰椎棘突下。

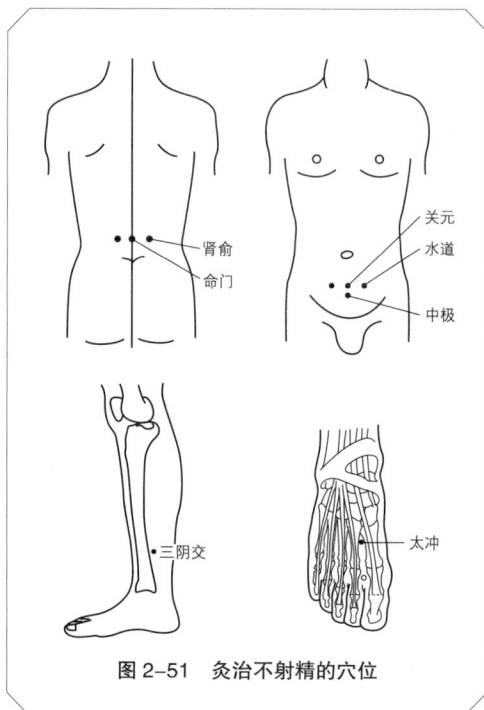

图 2-51　灸治不射精的穴位

专家解读

关元、中极皆为任脉俞穴，二穴又皆与足三阴经相交，故可调三阴经气，活络通窍。水道为足阳明经俞穴，可活血通络。肾俞为肾之背俞穴，可补肾益精，振奋肾气。三阴交为足三阴经交会穴，可调肝、脾、肾之经气。太冲为肝经之俞穴，可泻火活络通窍。命门为督脉俞穴，可补命火，益肾壮阳。

艾灸方法

艾条雀啄灸，每穴施灸5～15分钟，每日或隔日治疗1次，10次为一个疗程。艾炷非化脓灸，每穴施灸4～6壮，每日或隔日治疗1次，每7次为一个疗程。

注意事项

❶ 调整性生活环境、时间、频率、方式。

❷ 加强性生活前的诱导。

小贴士

性生活前热敷

性生活前15～20分钟，男子可热敷阴茎、阴囊、会阴、大腿内侧等部位，水温60℃左右，但防止过烫，热敷10分钟左右，有利于射精。

性欲淡漠症

性欲淡漠症是指男子婚后对性生活十分冷淡，甚至没有性要求，以致影响夫妻间正常的性生活，进而导致夫妻感情破裂。临床多表现为性欲淡漠，甚至厌恶，逃避性生活；多可同时伴有性情内向、郁闷、寡言、少气乏力、畏寒怕冷等表现。

病因分析

中医学认为，其病因多为夫妻不睦，对妻子有反感情绪，以致无欲望；或压力过大，工作紧张，身心疲惫，以致肾气不足；或脾肾阳虚，命门火衰，过分忧虑，而不易兴奋。

西医学认为，此症多数是由内分泌功能不足，精神因素或某些慢性疾病所致，也可能与患者心理压力大有关。

取穴 （图2-52）

关元：脐下3寸。

命门：第2腰椎棘突下。

次髎：第2骶后孔中，约当髂后上棘下与督脉的中点。

至阴：足小趾外侧趾甲角旁约0.1寸。

专家解读

关元为任脉俞穴，其又与足三阴经相交，可调理肝、脾、肾之经气。命门为督脉俞穴，为元气之本，可助命火，提高性欲。次髎、至阳皆为膀胱经俞穴，膀胱经与肾经相表里，因此可以补肾益精而助兴。

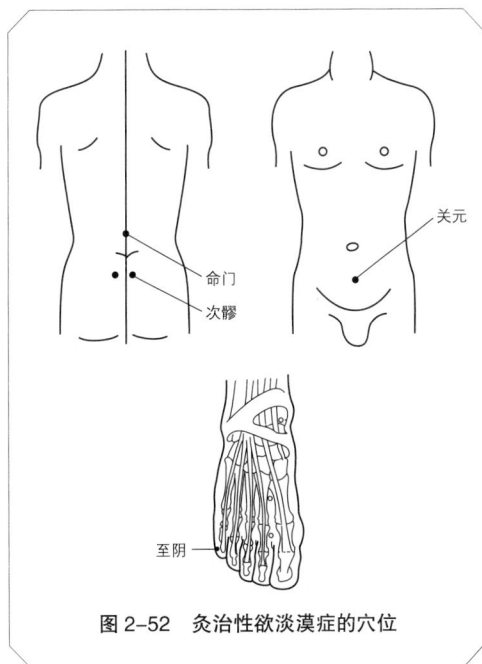

图2-52 灸治性欲淡漠症的穴位

艾灸方法

艾条温和灸，每穴施灸5～15分钟，每日或隔日治疗1次。艾炷非化脓灸，每穴施灸3～5壮，每日或隔日治疗1次。艾炷隔姜灸，每穴施灸3～5壮，每日或隔日治疗1次。

注意事项

1 调节情志，增强夫妻感情。
2 针对性地消除影响性欲的不利因素。
3 加强锻炼，提高身体素质。

无精症

无精症是指男子精液中不含精子，仅含前列腺、精囊、尿道球体分泌物，是男子不育原因之一。临床多表现为体质较弱，畏寒肢冷、腰膝酸软、性欲低下或亢进；或性格内向，沉默寡言，胸部憋闷，小腹发凉；或阴囊潮湿，小便混浊等。

病因分析

中医学认为，其病因多为禀赋不强，肾阳虚衰，真火不足，生精之力减弱；或体质虚弱，气血衰少，不能生精；或手淫过度、外伤等原因使瘀血阻络，精子通行受阻。陈士铎曾说："夫气血足而精亦足，血气全而精亦全。"

西医学认为，此症可由功能性原因导致，如劳累过度、长期疲劳、精子一过性衰竭。更多则为器质性原因，如先天性异常、染色体异常、无睾症，内分泌功能紊乱、睾丸发育不良等。生殖器官病变、腮腺炎合并睾丸炎等也能造成无精症。

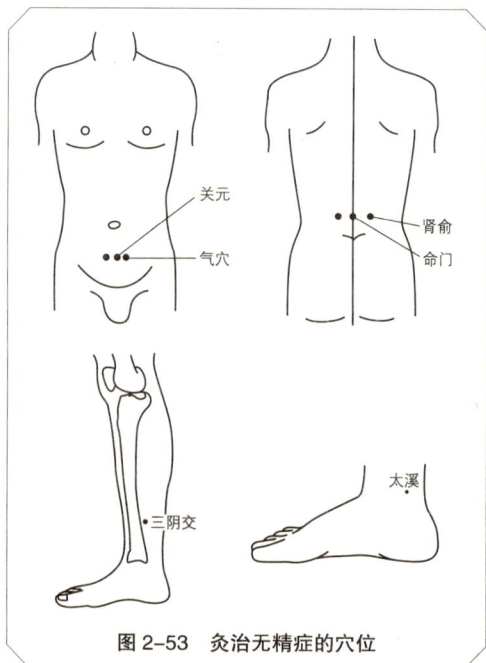

图 2-53 灸治无精症的穴位

取穴 （图 2-53）

第1组

关元：脐下 3 寸。

气穴：脐下 3 寸，前正中线旁开 0.5 寸。

三阴交：内踝高点上 3 寸约四横指，胫骨内侧面后缘。

第2组

命门：第 2 腰椎棘突下。

肾俞：第 2 腰椎棘突下，旁开 1.5 寸。

太溪：内踝高点与跟腱之间凹陷中。

专家解读

关元为任脉俞穴，任脉为"阴脉之海"，关元为强壮之穴，可使真元得充，肾气作强。命门为督脉俞穴，可补命门之火，壮肾中之阳。气穴、太溪皆为肾经俞穴，二穴可益肾壮阳。肾俞为肾之背俞穴，可振奋肾气，以养精虫。三阴交为脾经俞穴，又与足三阴经相交，可调肝、脾、肾之经气，以利生殖。

艾灸方法

两组取穴交替使用，俞穴需隔姜灸，两组各灸 5 天为一个疗程，休息 5 天后，可进行第二个疗程。施灸时，每穴灸大艾炷 5 壮，每天施术 1 次。

注意事项

1. 治疗期间禁房事，以养精子。
2. 调节情志，减轻压力，忌忧思、恼怒。
3. 需耐心治疗，不可操之过急。
4. 可配合口服五子衍宗丸。

🍃 睾丸炎

睾丸炎是指男子睾丸出现红肿、热痛的炎症病变，多由腮腺炎引起。临床多表现为急性期睾丸红肿，疼痛剧烈，不可触衣近手；同时可伴有发热、寒战；慢性期无发热、寒战，但仍剧痛，经久不消。本病一般多发一侧睾丸，如不及时治疗，可影响生育能力。

病因分析

中医学认为，其病因多为外感邪毒，滞留经脉，循经传入厥阴，"肝足厥阴之脉……循股阴，入毛中，过阴器，抵小腹……"，以致发生睾丸炎。《冷庐医话》曰："乃邪毒内陷，传入厥阴脉络，睾丸肿痛。"

西医学认为，腮腺炎的病毒会通过侵犯人体的各类腺体，而引发睾丸炎。临床统计显示，13～18 岁患腮腺炎的男性中，有 30% 会并发睾丸炎。

取穴 （图3-54）

关元：脐下3寸。

曲骨：脐下5寸。

阳池：腕背横纹中，指总伸肌腱尺侧缘凹陷中。

专家解读

关元、曲骨皆为任脉俞穴，二穴又皆与足三阴经相交，足太阴脾经、足少阴肾经、足厥阴肝经皆会于前阴，可泻火解毒，散结消肿。阳池为手少阳三焦经俞穴，可泻内陷之毒邪。

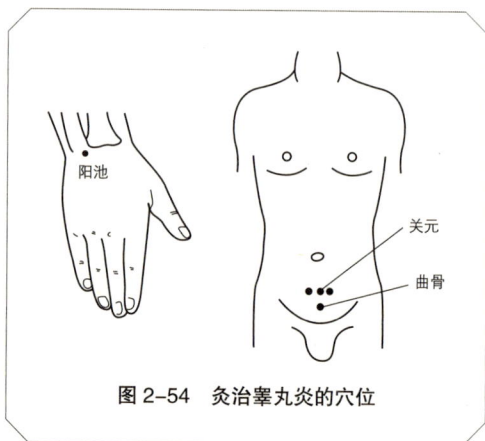

图2-54 灸治睾丸炎的穴位

艾灸方法

艾炷非化脓灸，每穴施灸4～6壮，每日治疗1次，5次为一个疗程。艾条雀啄灸，每穴施灸5～15分钟，每日治疗1次，5次为一个疗程。

注意事项

1. 积极治疗。
2. 饮食宜清淡，忌食辛辣及油腻食物。
3. 多饮水。

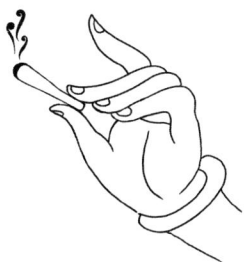

灸治不孕不育验案实录

据说艾灸可以治疗四百多种疾病，尤其对不孕不育症往往有出人意料的治疗效果。现将笔者多年来治疗不孕不育症病例的过程和方法载录于下，供读者参阅。

调气机，消瘀血，艾灸治闭经

笔者从事临床工作多年，曾用艾灸治疗过内、妇、外、幼、皮肤科等各种疾病，效果甚好。甚至对于一些较难治疗的杂病，也取得了较好的临床效果。在诸多的病例中，甘肃的一个典型病例，让我印象深刻。事情是这样的：一位人到中年的妇女有一个十二岁的女儿，下岗后开了一家美容院。美容院的生意还可以，而她的丈夫也突然下岗。原本一家其乐融融，但是现在因为丈夫失业，心情不畅，经常喝酒，酒后夫妻时常吵架，丈夫自觉没有了经济地位，也吵不过妻子，闷在心里，就无理迁怒于女儿。一次，夫妻又吵嘴，丈夫就找碴咒骂女儿，女儿受了委屈，也不敢说话，回到自己屋后，心里越想越委曲，就上吊自杀了。此时，此妇女正值月经期，一急一气月经立即就没了。这样月经一停就停了2年，这两年夫妻二人也互不讲话。在这期间，虽也曾到医院多次看病，吃药，但经汛却遥遥无期。

叶天士说："女子以肝为先天。"肝郁不达，肝气不得疏泄，则气机郁结，气血失调，影响冲任而致经闭。面对这位女性的症状，我认为正是气滞血瘀造成的闭经，应行气消瘀活血。我让她艾灸期门、肝俞、中极为一组，（左）章门、胆俞、腰俞为另一组，两组穴位交替，隔日艾灸一次（图3-1）。一连艾灸了近2个月，始终没有间断，月经终于来了。但是月经量不太多，需继续调理。大约连续调理了半年，月经才真正正常。此时，夫妻关系也逐渐缓和。女性又询问："想要怀孕，是否可以？"我认为她虽已40岁，但是经产妇，现在月经已正常，应该没问题。又为其调整了补肾濡养子宫的穴位，半年后她来电话告诉我她已怀孕。后如期产下一男婴。

闭经是常见的妇科病，西医学认为是属于内分泌失调而造成。中医学则认为气血不和是其根本原因。气和血是相互依存，相互滋成。"气为血帅，血为气母，气行则血行，气滞则血瘀，血瘀气亦滞。"古人将闭经分为两个类型，即虚、实两类。虚多

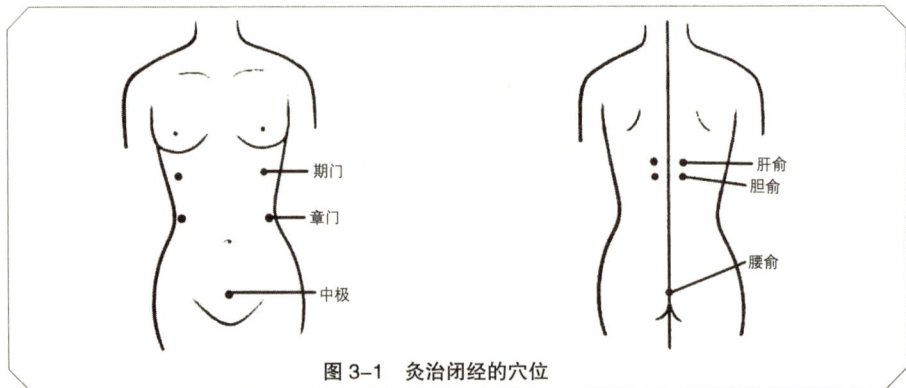

图3-1 灸治闭经的穴位

指气血不足；实多为气滞血瘀，寒凝血脉，瘀血内阻。这位女子所患应为气滞血瘀闭经。治疗此症所取的穴位作用如下：期门、章门为肝经俞穴，期门又为肝之募穴，可疏肝理气解郁；章门为脾之募穴，可补益气血；肝俞、胆俞为膀胱经俞穴，又分别为肝和胆之背俞穴，二穴可理气调经；中极为任脉俞穴，又与足三阴经相交，任脉主胞宫，因此可调气理血；腰俞为督脉俞穴，可行气活血。穴症相附，怎能无效？

现代女性因为营养不良、气血虚所致的闭经少之又少；而大多为实证。喝冷饮、喝冰水，穿露脐装，露背装，超短裙，露大腿，这些不良习惯，会使寒气内入；而人工流产更造成子宫及经脉的损伤。在生理上，女性原本就气有余，又偏于感情用事，易于怫郁，造成气机不利，气滞血瘀。因此，女性在工作和生活压力不断加大、精神日益紧张的情况下，应调节情志，放松精神，注意保暖，这样有助于防治疾病。

婚后长年不孕，艾灸 3 个月解难题

据统计：仅中国的已婚人群中，不孕不育者已高达 12%，总人数已超过 4000 万，并且还有上升的趋势。男女比例为 1 : 2。因此，对于婚后不能生育的夫妻，要从男女双方共同寻找原因。先要检查男方精子是否正常，如果男方排除，则需对女方进行妇科检查。卵巢、子宫是否发育正常？输卵管是否有炎性阻塞？血清及宫颈黏液有无抗精子抗体？男女双方血型是否有排异现象等。如果发现哪个环节出现了问题，即可对症治疗。

艾灸治疗不孕有特殊的疗效，而且操作方便、简单。几年来，我们曾先后采用艾灸的方法，让数十位不孕者成功受孕，颐享天伦之乐。下面就是从数十例中撷取的一例。

某天晚饭后，接到一位老者从吉林打来的电话，其自称姓梁，据述其女儿婚后多年未孕，也曾多次到医院检查和治疗都没有发现问题，更无从下手治疗。这成为其女儿的心病，老人自己心里也经常惦挂着。前几日老人到天津出差，在和朋友闲谈中，得知用艾灸的方法可以治愈不孕症患者，心中大喜，抱着试试的心情就

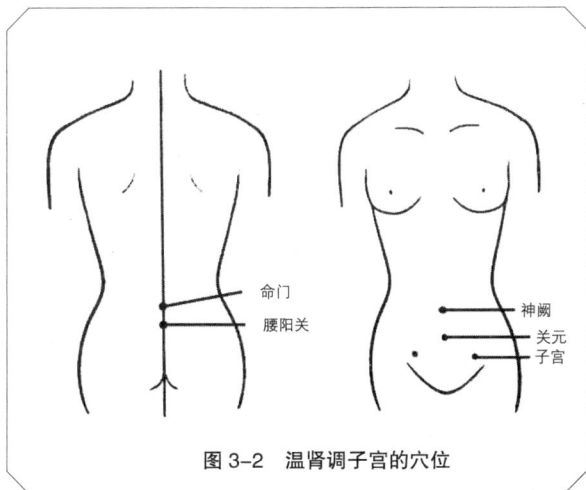

命门
腰阳关

神阙
关元
子宫

图 3-2　温肾调子宫的穴位

前去询问。

艾灸师据其所讲，便让其女儿艾灸神阙、关元、子宫、命门、腰阳关等穴，每穴灸 10~15 分钟，经期则停，经后照常施术。由于此艾灸师是我的学生，便把我的电话告诉了梁先生。

梁先生出于谨慎，才给我打来电话，在电话中其女自己介绍：她现结婚已经 8 年，但一直未孕。其夫检查过精子，成活率 70% 以上，没有问题；其自己基础体温呈双相，女性五项检测在正常值范围内，卵巢、输卵管和子宫均正常，月经也正常，但不知何故，一直未孕。原因究竟何在呢？自己百思不解。

中医学认为，受孕的关健在于肾气的旺盛和精血的充沛。阴阳和，两精相搏，合而成形，才能怀孕。根据《圣济总录·妇人门》所说："妇人所以无子者，冲任不足，肾气虚寒故也。"于是我分析了一下，认为选穴从温肾调理子宫为主，十分正确。但如能增加卵巢穴，则更为合适。并告诫她心情不要太急，放松心态，不要心理压力太大，认真做一段时间的艾灸会看到效果的。

在选穴组方中，神阙属于任脉，又与督脉、冲脉相贯通，其可以补督肾，益气血。关元为任脉之穴，是任脉同肝、脾、肾三条经脉在腹部的交会穴，是人体元阴、元阳之气交关之所在。关元之下即为子宫，子宫又为血室，是女子贮血之处，故关元可温肾兴阳，令肾气旺盛。子宫和卵巢皆为经外奇穴，子宫可促进胞宫发育，卵巢可促进排卵功能。命门为呼吸之根，元气之本，又为足太阳之结穴，是女子藏血，玄命之本，可以养命门真火，滋肾中精气。腰阳关为督脉俞穴，可以补养肾气。诸穴相辅相成，可使肾阳充裕，精血充沛，冲任二脉旺盛充盈，即可以促进胎孕。

3 个多月之后，又接到了梁先生的电话。他在电话里急切地问："女儿真的怀孕了，在这过程中女儿一直坚持每日艾灸，会不会对胎儿造成伤害？"我告诉他，尽管放心，艾灸可以治疗不孕，又可以保胎，没有任何毒副作用。他听后连连高声说"谢谢"，又说"开始我对艾灸的作用还真是半信半疑，现在我完全信服了，是艾灸让我实现了我的夙愿。"

🌿 艾灸养子宫，助力人工受精

一天晚上，一位艾灸师从上海打来电话求救。据述，她正在诊治一对美籍华人，夫妻已经结婚 8 年，但是一直未生育，经过检查也未发现两人生理上有异常。无奈，就在美国选择人工受精，将受精卵植入女方子宫。但不幸的是，第一次人工受精失败。夫妻二人不甘心，又进行了第二次尝试，但以同样的结果告终。接连两次都无果而终。他们不但精神备受煎熬，金钱也搭进去不少。在回国探亲时，听邻居说艾灸治

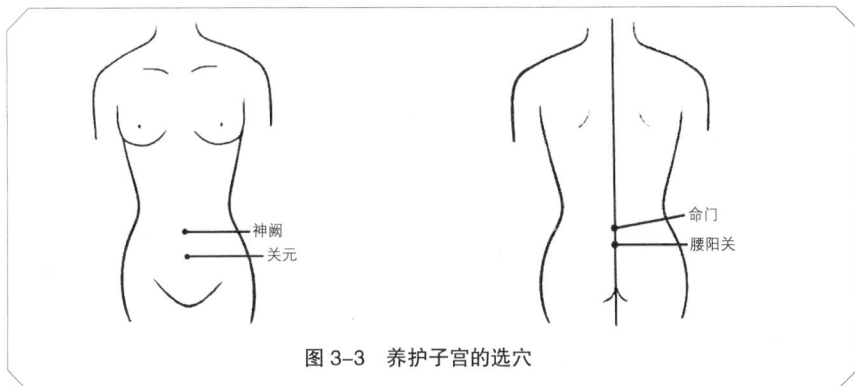

图 3-3　养护子宫的选穴

疗不孕症效果好，而且没有副作用，就想试一下。

据统计，在世界范围内，不孕者占已婚人数的20%，而女性为主要原因的占大多数。中医学认为：女性受孕的关键在于肾气的旺盛和精血的充沛。倘若女性先天不足，后天失养，又多次刮宫，损伤胞络，则很难受孕。正如明末医家傅青主所说："夫寒水之地，不生草木；重阴之渊，不长鱼龙。"人工授精也是如此，将受精卵植入子宫，并不能万事大吉。如果子宫发育不良或气血不和，也不能将营养物质和气血供应给受精卵，便不能怀孕成功。而子宫环境的好坏，更关系到受精卵能否发育。也正如张景岳所言："妊娠胎气，本乎气血，胎不长者，气血不足耳。"这对夫妇屡次失败的根本原因，即在于此。因此我建议不妨先通过做艾灸养护子宫，令子宫气血充盈，处于优势状态。取穴：神阙、关元、命门、腰阳关（图3-3）；每次取两穴，两组交替，每日艾灸1次。鉴于养护子宫非一朝一夕之事，决不可朝秦暮楚，必须坚持，否则"欲速则不达"。暂先艾灸1个月，如无任何不良反应，可再艾灸2个月。求子心切的夫妇二人，看别无他路，点头应允。处方中，选取神阙因其内连五脏，可调五脏之经气；关元为足三阴、任脉之会穴，其下即为子宫，故其可补充子宫气血；命门为元气之本，生命之门，可以补阳益肾；腰阳关可以强督益肾；肾气强壮，精血充足，则可摄精成孕。

半年之后，越洋电话打过来，正是这一对夫妻。二人喜气洋洋地告诉我，这次试管婴儿总算成功了，连美国医生都感到十分震惊。当他们把3个月经历告诉对方，并指着温灸盒说是这个"一千零一夜"的魔盒让他们美梦成真时，美国医生连连感叹"不可思议"。

温散寒邪，艾灸治宫寒不孕

小张，女性，今年32岁，家中生活无忧，夫妻和睦。但唯一遗憾的是，最近几年想要孩子，但未能如愿。前些年夫妻二人想过"二人世界"，四处旅游或和朋友快意江湖，享受多彩多姿的生活，没将此事提到日程。直至小张28岁，在双方父母的再三催促下，总算"立项造人"。但现实却和他们开起了玩笑，当他们认为毫无悬念伸手可得时，事实却远没有想得这么简单。一连四年，小张都没有怀孕。是不是谁有问题呢？可夫妻俩曾到多个医院进行过各项检查，医生们都表示二人各项指示都很正常，没有任何问题。但二人求子心切，也都吃了不少中药、西药以及各种各样的补品，可小张的肚子仍然毫无动静。

今年年初，二人又经朋友介绍，请北京一位妇科专家进行了诊断。结果可想而知，仍然"正常"。但该专家却告诉他们，造成小张真正不孕的原因是精神压力太大，太紧张了。解决的最好方法就是"放松"。"放松"二字说起来容易，但真正做起来也很难。尤其是小张，各种各样的闲言碎语不时飘入耳中，虽说她没有真正放到心上，但压力还是时隐时现。结果半年的"放松""静养"也没有换来任何喜悦的果实。小张夫妻又陷入了难解的困惑。正在小张再一次陷入困境，一筹莫展之际，又有喜讯从天而降。小张的同事夏小姐告诉他：其有一小姐妹，年纪已30多了，也是多年未孕，吃了多年的药，两年前总算是怀上了。但让人意想不到的是怀孕将近5个月时，却发现胎儿不长了，也没了胎动，乳房也没了胀感。到医院一查，原来已为死胎，遂做了取胎手术。术后，大夫告诉她两年之内不能怀孕。但她在无意中却迷恋上了养生，隔三岔五就去做艾灸，结果不到一年又怀孕了，上个月已顺利产下双胞胎。夏小姐的一席话让小张顿开茅塞，又看到了希望之光。是啊，如真是这样的话，自己为什么不试一试艾灸呢？

第2天，在夏小姐的陪伴下，小张找到了艾灸师林时英。林老师根据小张曾有痛经史，虽现已减轻，但经来时仍有少许腹痛，喜热喜温，月经有血块等情况，认为她属于寒湿阻络，宫寒不孕。并告之陈士铎在《辨证论》中有言："夫寒冰之地，不生草木；重阴之渊，不长龙鱼。胞胎寒冷，又何能受孕哉。"只有注重阳气，才有生身之机。于是建议她做艾灸，以暖宫散寒，温通胞络。取穴：关元、命门、腰阳关、肚脐（图3-4），施隔姜灸，每周治疗3次；并建议小张的先生可一同来艾灸，以提高其精子质量。抱着"试试看"的心态，夫妻开始了艾灸。艾灸采用的是温灸盒灸，当艾草燃烧时不时发出的股股热浪，好像在轻柔地抚摸着他（她）们的腰腹，唤醒体内的细胞，温润地进行着呵护；又像给他们体内增加能量，使之气机畅达活跃；艾火让他们微醺微醉，彻底放松。惬意的艾灸，瞬间的感知，让他们深信：自己选对了方法。林时英老师遂告诉他们：艾灸在我国已有两千多年的历史，古代常用来治疗疑难病症，特别是对女性宫寒有奇效。而为他们选择的穴位：肚脐和关元都是任脉穴位，任脉是"阴脉之海"，直接和胞宫相连，而关元穴下即为胞宫，故其可暖宫除邪；肚脐内连五脏，故其可和谐五脏；命门、腰阳关又都同为督脉俞穴，督脉为人体"阳脉之海"。《傅青主女科》说："胞胎系于命门。"因此命门和腰阳关可改善胞胎的气血循环而助孕。林老师的一席话，虽让他们觉得很有道理，但许多大医院都没能治好的

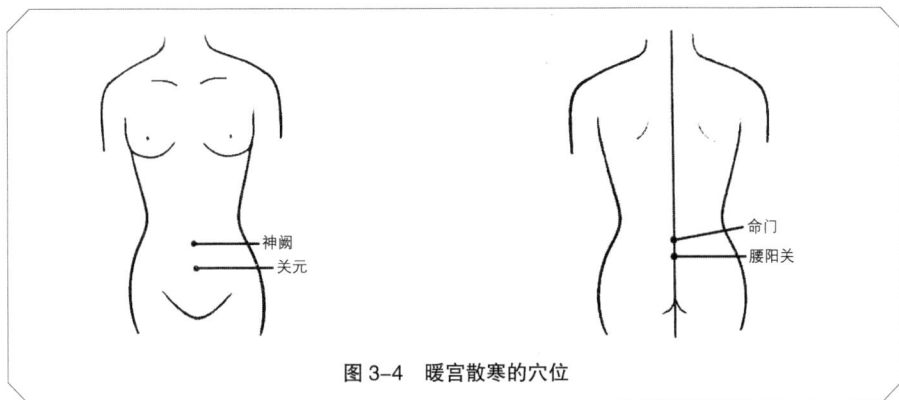

图3-4 暖宫散寒的穴位

病，用艾灸能行吗？心里总觉得没底。

　　抱着忐忑的心情，他们开始了隔日一次的艾灸，由于求子心切，他们始终坚持，从不间断。一连艾灸了2个月，灸火的温柔呵护，让这夫妻俩能量十足，精神抖擞每一天。这一变化，让他们凭添了信心：或许，那个新的生命，就在不远处，这无疑也让他们的心渐渐平静下来。此正如王孟英所言："子不可强求也，求子之心愈切，而得之愈难。天地无心而化成，乃不期然而然之事，非可以智力为者。"

　　第3个月的月中，林时英老师接到了小张的电话，小张在电话里告之，她自己"怀上了"，并对林老师表示了感谢，还要给艾灸点一个大大的"赞"。

艾灸治疗习惯性流产效果好

　　小梁34岁，结婚8年。结婚后不久就怀孕了，但由于工作忙，想在事业上有点作为，不敢要小孩，就做了人工流产。后来又连续做过2次人工流产。到快30岁时想要小孩了，但意想不到的事情却发生了。不知什么原因，却接二连三地发生了3次自然流产，这无疑又给他们的生活平添了无限的烦恼。为此夫妻二人也曾到医院做过好几次检查，但都没有找到原因。几年以来，为了这事他们夫妻相互指责，双方老人的责难和压力更是雪上加霜，让他们不堪忍受。幸好，小梁前不久又有喜了，为了避免重蹈覆辙，辗转找到了我们，想通过艾灸的方法保胎，能顺利生产。根据小梁多次流产史都是在怀孕3个月左右时发生，并且没有跌扑等明显的诱因：一次咳嗽，一次下床起身太快，还有一次根本不知什么原因，而是在不知不觉地情况下发生的。另外，小梁还自述：经常体乏无力、腰部酸软、坠痛怕累、小腹不时有隐痛。据此分析：其为数次人工流产而损伤胞络，造成肾气虚损，胎元不固。故治疗应补益气血，固肾安胎。选取穴位：中脘、气海、子宫、肾俞（图3-5）；采用隔姜灸。为了方便其在家自我灸治，建议其采用温灸盒灸，

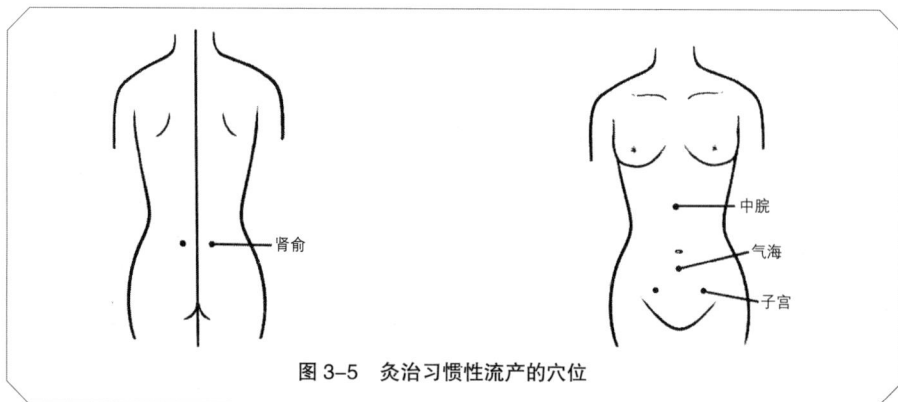

图 3-5 灸治习惯性流产的穴位

每次选取 2～3 穴，每穴灸治 20～30 分钟，每日治疗 1 次，为了让其尽量选准穴位，又耐心地一一告知她各穴的位置和作用。中脘为胃之募穴，可以补益气血以利后天；气海为任脉俞穴，元气之会，可补益真元；温振肾阳；子宫为经外奇穴，可濡养胞胎；肾俞为肾之背俞穴，肾为先天之本，下通于子宫，可补肾益精，固摄胎元。

习惯性流产又被称为反复自然流产，是指自然流产连续发生 3 次或 3 次以上的情况，每次流产的时间常在同一妊娠月份。西医学认为其原因涉及遗传、免疫、解剖、内分泌、感染及胚胎畸形等，其中有相当部分原因不明。中医学则称之为"滑胎""胎漏"。《叶氏女科证治》说："有屡孕屡堕者，名曰滑胎。"中医学认为其病因多为禀赋不足，肾气不充，或恣情纵欲，阴精耗损，胎失所养；或劳倦伤脾，体质纤弱，平日阴血不足，气血两虚，不能养胎安胎。此正如《妇科至宝》所说："凡妊娠之数见堕胎者，总由气血亏虚所致。"

最近，小梁给我打来电话告诉我，她已顺利产下一子，并感慨地说："是艾灸，让我圆了多年的心愿。"

灸治卵巢早衰，做"性福"女人

随着社会的进步，快节奏的到来，人们的压力日渐增大，加上个别女性饮酒、吸烟等不良习惯，以及熟视无睹的反复人工流产，都会令卵巢早衰悄悄闯入你的生活。据统计，卵巢功能早衰的发生率为 1%～3.8%，比例比较高。而目前世界上患卵巢早衰的女性已近 1 亿人。

卵巢早衰，是指女性在 40 岁以前出现卵巢功能减退的现象。用通俗的话说，就是女性过早地把卵细胞排完了，而导致更年期的提前到来，月经越来越少，甚至闭经。同时，由于体内雌激素水平的降低，还可诱发子宫萎缩、阴道干涩、性冷淡，甚至骨质疏松等。西医学多采用激素替代疗法治疗卵巢早衰，但效果不佳。中医则无此病名，但其临床表现与《妇女大全良方》《医宗金鉴》等著作中所描述的证候极为相似。正如《黄帝内经》所言："任脉虚，太冲脉衰，天癸竭。"《女科经纶》也说："月经全赖肾水施化，肾水既乏，则经水日以干涸。"因此中医的治疗原则是补益督肾，调理冲任。

曼娜今年31岁，在一家商场当售货员，家有一女刚上小学，丈夫在政府部门工作，一对老人也和他们住在一起。她的工作虽不太累，但下班后还要做饭、做家务、照看女儿学习，也十分辛苦，不得空闲。让她百思不解的是，近2年来月经越来越少，颜色也非常暗。开始时，还有点暗自庆幸，认为省事了。但这2次的月经却更加稀少，就前两天有红豆大小的几个小血点，第3天就消失得无影无踪了。这又让她有些忧心。更让其难以启齿的是，近一年来根本没有性生活的需求，而且即使有也都是被动的，而且每次都十分疼痛，一提起来都有些怕。这是不是提前绝经的表现？那不就意味着提前衰老了吗？越细想，越有点后怕，于是就去妇科做检查。检查结果更让她大吃一惊，其虽然只有31岁，却被医生诊断为"卵巢早衰"。望着诊断书，曼娜欲哭无泪。在不知所措之时，她想到了半年前曾和朋友一起听过一次"艾灸养生"，当时自己还做过笔记。用艾灸这一"返璞归真"的自然疗法，能不能挽回早衰的卵巢呢？她决定还是要尝试一下。

根据曼娜的状况，我们建议其用温灸盒灸，以方便个人的操作，选取的穴位是：神阙、关元、卵巢、肾俞（图3-6）。每次每穴温灸20～30分钟，隔日治疗一次，15次为一个疗程。并告诉她，为了配合治疗，要调整情绪，保持良好的心态，注意饮食平衡，保证充足睡眠，提高性生活质量；还可适当补充维生素E，因它可以消除自由基，推迟性腺萎缩，调节免疫功能，每日口服150～300毫克。经过短短的一周时间，曼娜就地打来了电话，向我们报告喜讯，她说艾灸已经初见成效，不但阴道的干涩有了改变，而且夫妻性生活时也不痛了。这让她十分开心。我们让她继续坚持下去，最少坚持3个疗程，一定有显效。

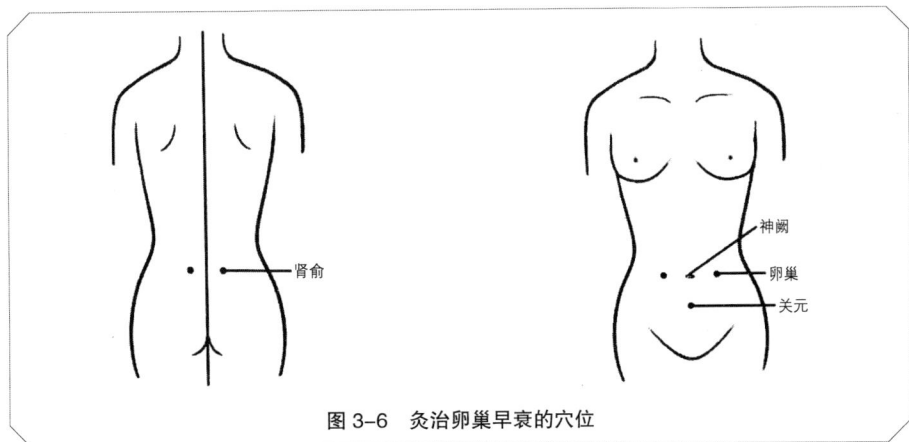

图3-6 灸治卵巢早衰的穴位

疏通输卵管，用隔姜灸

据统计，不孕不育者中男女的比例约为 1 : 1.2，而女性不孕者中由于输卵管梗阻引起的约占 20%～40%。输卵管是精子与卵子的通道，又是精子与卵子结合的部位。如果输卵管发生了问题，出现了阻塞，那么精子、卵子就不能结合受精，也就不可能受孕成功。

那么，是什么原因导致了输卵管的阻塞呢？主要是炎症，尤其是反复发作的盆腔炎、附件炎等，引发输卵管的化脓性炎症或结核性输卵管炎，都会导致输卵管粘连，产生疤痕或增厚，使输卵管阻塞；就连腹腔的其他炎症，如阑尾炎也会波及到输卵管而导致阻塞。此外，子宫内膜异位恰好生长在输卵管，以及输卵管息肉等，都会

图 3-7 灸治输卵管不通的穴位

使输卵管阻塞不通。尤其是近年来，随着婚前性行为的日益增多，又不采取任何避孕措施而引发意外妊娠，又不得不采取人工流产，造成宫腔内手术感染，引起输卵管阻塞的病例不断攀升。

31 岁的小黄求子历程可谓一波三折。其结婚 5 年，但一直未孕，双方家长不断催促，夫妻二人只是暗中叫苦。前年其夫到医院做了检查，发现患有"精锁曲张"，马上做了手术。本想这就能怀孕了，但是依然无法受孕。去年，小黄又去医院，被诊断为"双侧输卵管阻塞"。听从大夫的建议，接连做了两次输卵管"通水"，但仍然不能成功受孕。接二连三的打击，让小黄倍感无奈，甚至想做"试管婴儿"。正走投无路的时候，听说艾灸能治疗不孕症，便决定试一试。

了解过黄小姐的病情，随即告之：艾灸治疗妇科疾病，往往有意想不到的结果，但不会立竿见影，必须坚持，才能取效。其爽快地答应。为其选择的方法是艾炷隔姜灸，艾炷要黄豆大小，姜片要切成一元硬币厚，再用牙签在上面穿几个洞；穴位则选取卵巢穴（图 3-7），这样可直捣黄龙，加快取效；每穴施灸 10～15 分钟，隔日治疗 1 次。如此治疗 1 个月，小黄到医院检查，造影显示"双侧输卵管通但欠畅"，这一结果，令她兴奋不已，更增加了她坚持艾灸的信心。再接下来，又继续艾灸 2 个多月，最终成功受孕。

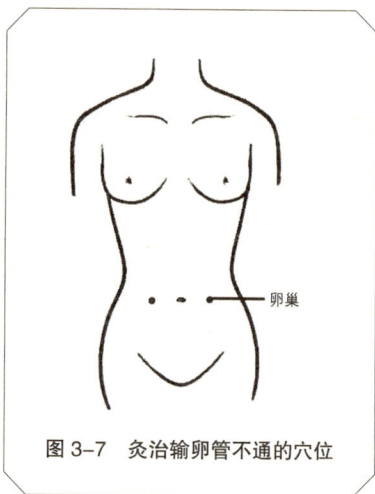

艾灸解肝郁，治愈"性冷淡"

一天，走进来一位女性，说要想向我咨询一下关于艾灸的疗效。在交谈了半个多小时以后，她突然吞吞吐吐起来，脸上也出现了为难和害羞的面容。我一看其一定有什么事难以启齿，就让旁边的人回避，这时她才敞开心扉如实相告。其自述姓袁，今年43岁，在机关工作，孩子上小学，丈夫是一外资企业的白领。最近一年多来，工作比较紧张，回家后感到疲劳，但还要做家务，照看小孩做功课。对丈夫就有些顾不上了，特别是夫妻间的性生活，自己只是应付，而下身不知为什么又干涩，令丈夫非常不满意，夫妻关系十分紧张，影响了家庭和睦。是不是自己有病呢？去医院就诊，医生说这是"性冷淡"，需要服用激素治疗，但是，因为她担心激素的副作用，并未服用。正好，办公室一女同事多年不孕，听说做过艾灸治疗后还真怀孕了。此外，艾灸对治疗妇科疾病疗效显效，于是慕名而来。

听了她的自述，看了她在医院的治疗手册，又根据她平日有心烦易怒、乳房胀痛、月经量少的症状，诊断其为肝郁气滞造成内分泌紊乱而致的"性冷淡"。

治疗"性冷淡"，我为其选择的艾灸穴位是期门、关元、命门（图3-8）三个俞穴。其中期门为肝的募穴，可疏肝理气，通经活络；关元为任脉俞穴，又和足三阴经相交，可滋阴补血，提高性欲；命门为督脉俞穴，可补督肾，肾藏精，乃生殖之本，督肾充足，则性欲正常。在接连艾灸4天之后，她对我说："艾灸真的让我发生了变化，现在不仅下面有了分泌物，不再干涩了，而且自己还有了性要求。"10天一个疗程的治疗就治愈了袁女士的"性冷淡"。她的脸上洋溢出难以掩盖的笑容，高兴地对我说："艾灸成了我们的黏合剂，让我们避免了家庭的破裂。"

性冷淡是目前常见疾病，尤其多见于30～40岁左右的女性，多为白领阶层或女企业家。这些人事业心强，面临巨大的工作竞争压力；而且上有老，下有小，家庭压力也很大。她们一心扑在工作和孩子身上，精力疲惫，久而久之则会出现"性冷淡"。中医学认为：肾为人之先天，肾气充则精血旺盛，性欲正常。但当脾肾阳虚，命门火衰或冲任失调，气血不足时，就会出现性欲淡漠，甚至"性冷淡"。此时，不妨试一试艾灸，会有很好的效果。

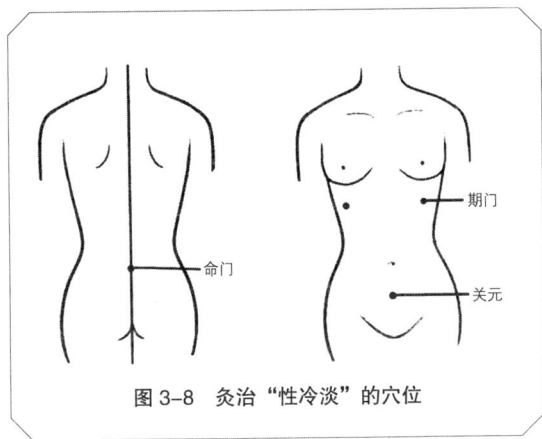

图3-8 灸治"性冷淡"的穴位

提高精子数，灸治不育症

精子数量一般在不育症男子检查精液时才会涉及到。男子精液的精子成活率低于60%，则会导致女方不孕。而艾灸可以有效地提高男子精子的数量和质量，同时对提高男性的性功能也大有裨益。

在朋友的介绍下，一个澳门的男子来找我求治。此男子38岁，身体结实，货柜车司机，结婚十载，妻子一直未孕。其妻曾到医院进行了一系列的检查，没有发现身体异常。但男方检查，却发现男子精子成活率仅为30%，且有少量畸形精子和死精。其也曾服用过中西药及注射过丙酸睾丸素，但效果不大。根据其身体状况，应属肾精亏损，命门火衰。我嘱咐其采用艾炷灸。取穴神阙、关元、命门、腰阳关（图3-9）四穴，隔姜灸，每穴灸5～6壮。由于其路途远，我让其每周施灸2次。经过1个月的治疗，其精子成活率已提高到45%。他的喜悦之情洋溢在面上，连声致谢，还悄悄对我说，他的性功能也有了改善，过去有点早泄，现在性生活的时间延长了，妻子对他的满意度也提高了，虽然治病奔波，为了路途辛苦，但真没白来。

艾灸已初见成效，我让他再坚持艾灸2个月，做进一步的提高，并建议在治疗期间，最好不要过夫妻生活。2个月后，他又到医院做了检查，结果其精子成活率达到60%，已无畸形精子。中医学认为，肾为失天之本，内寓元阴元阳，主藏精而司生殖。肾气旺盛才可生精，使精子质量提高，才能促孕。

此时已为其妻子怀孕准备好了条件，为了万无一失，我建议其仍继续施灸，为了能解决路远奔波之苦，我让其回家自己施艾条灸。其妻子如果有时间也可以艾灸，施灸的穴位和男方一样，艾条灸每穴5～10分钟，隔日1次。

近年来，我国的生殖医学专家做了大量的调查和研究，发现与三四十年前相比，男性每毫升精液所含精子数量从1亿个左右，已降至目前的2000万至4000万个。精子

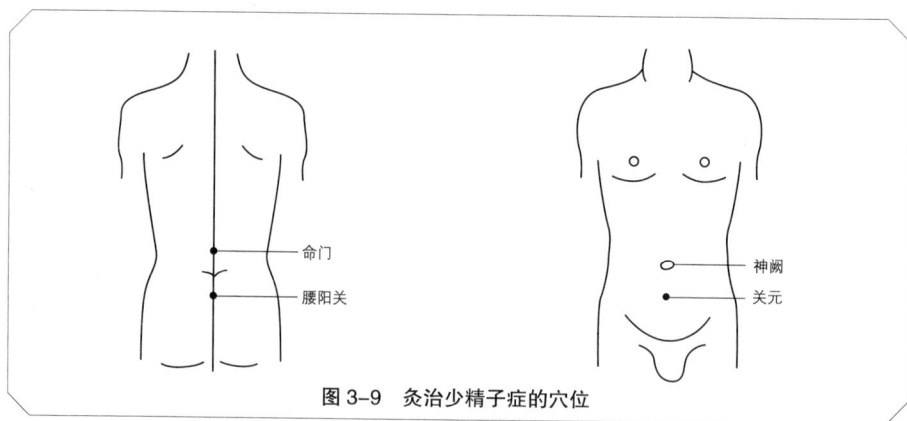

图3-9 灸治少精子症的穴位

命门

腰阳关

神阙

关元

成活率低是男性不育症的主要原因。其主要是因睾丸生精功能缺陷、内分泌功能紊乱、精子抗体形成等诸多原因造成的。而其外因多和社会因素有关，如环境污染、经常熬夜、洗桑拿浴、打电脑、上网、抽烟饮酒、吸入过量汽车尾气、吃进越来越多残留的农药。另外，就是精神紧张、压力过大。人的下丘脑产生"内毒素"，影响内分泌，导致精子活力下降，数量下降。中医学认为，其多与五脏中肾、心、肝、脾有关，尤其与肾的关系最密切；肾精亏虚、气血不足、肝郁血瘀及湿热下注等因素造成精子质量下降，以致精少、精弱、精寒，甚至畸型精子等。治疗的方法则为益气养血，补肾调精。施用艾炷灸的方法，取穴神阙可调五脏之经气，关元可补肾壮阳，命门可补阳益肾，腰阳关可强督补肾。我想：如果艾灸能够广泛应用，这一问题岂不迎刃而解！

艾灸调气血，补肾治阳痿

老米，男性，今年46岁，是某公司总经理，3年前其妻亡故，留下一对儿女。公务员小潘，今年39岁，是个大姑娘，对老米情有独钟，愿意以身相许，老米自然欢喜不已。但是在欢喜之余，老米又有一丝忧虑，就是对自己的性功能还行不行，还真有点把握不准。事有凑巧，怕什么，偏有什么。老米新婚，却出现了噩梦，一连两夜夫妻生活都未能如愿以偿，这让老米十分尴尬。小潘却安慰老米，让老米惴惴不安的心总算安定下来。

一大早，垂头丧气的老米就找到了我，由于我和老米是多年的老朋友，见面后老米便一股脑地将事情原尾告诉了我。随后又讲述了自己这几年工作劳累，还要照看两个孩子，家里家外，既劳心又劳身，不仅睡眠不好，记忆力下降，而且时常腰酸背痛。这次再婚，唯恐自己的性功能出现障碍，而不能勃起，特意在最近这段时间，每天晚饭时都喝了点白酒，晕晕乎乎，感觉应该问题不大，但结果还是让人扫兴。接

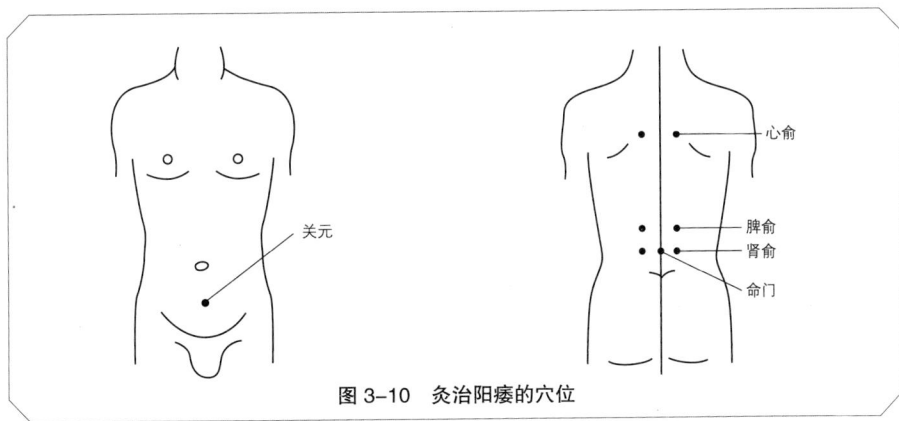

图 3-10 灸治阳痿的穴位

着，其又忧心忡忡地问我，现在出现的问题，是否和其这几年的无性生活有关？是否自己的性功能沉睡了，可否唤醒？

我告诉他性功能出现障碍主要和他工作、家庭压力大，思考问题过多有关。思虑太过则劳伤心脾，会出现气血两虚。气血亏虚，不能润养宗筋，则阳道不振。另外，肾为五脏六腑之首，任何脏腑出现问题，都会伤及到肾，"久病伤肾"，气血不足，也会造成肾虚，令元阳不振。《类证治裁》说："男子……阳密外固，精旺则坚。概言肾精肾阳充盛静守，庶能应时坚。"

此外，夫妻俩性生活中偶然出现一两次失败，不是什么大问题，这可能和心理压力大、紧张、劳累等都有关系。另外，饮酒以后行房不可取，往往事与愿违。酒为五谷之精，味苦甘辛，大热，饮用后则会产生湿热，导致阳痿。《类证治裁·阳痿》说："亦有湿热下注，宗筋弛纵而致阳痿者。"并且西医学也认为酒后大脑皮层的性兴奋中枢处于一种抑制状态，不利于性生活。

老米听后，沉思良久，又问："如何治疗呢？"我告诉他，可采用艾灸的方法，调补气血，益肾兴阳。但治疗此病，决不会立竿见影，要放松心态，否则欲速则不达。同时还要工作、生活有序，不可饮酒，在治疗期间，要避免房事。老米听后一一应承。

治疗时，采用温灸盒灸，这样使用起来便利，火力又集中。为其选取的穴位则是心俞、脾俞、肾俞、命门、关元（图3-10），并让其隔日治疗1次，10次为一个疗程。在治疗7次后，老米悄悄地对我说，他自我感觉性功能被"唤醒了"。这两天睡眠时感到阴茎有勃起，以致半夜苏醒。听后，我让其在晚上可在家做一次"邮票试验"。结果显示阳性，这无疑让老米更加增添了信心。接下来我让他继续坚持治疗，结果不到两个疗程，老米的阳痿就已经被治愈了。

在性生活中偶然表现不佳，一般也不意味着性功能出现了障碍，但它却影响着男性的自尊和夫妻生活的质量。最近，中国的权威医疗机构第一次对中国男性"性健康"问题进行了历时半年的系统调查，覆盖全国10多个城市的上千例男性勃起功能障碍患者。结果显示：在所有被调查的患者中，40岁以上的男性勃起功能障碍患者占52.5%。由于讳疾忌医，每个男性患者平均要等出现症状22个月之后才去就医。如果出现了阳痿的表现，提醒广大男性患者切不可隐忍忌医，一定尽早治疗。

小贴士

"邮票试验"

方法：在睡前把几张连在一起、尚未撕开的连孔邮票环绕贴在阴茎上，如果早上醒来发现邮票连接孔被崩开，说明阴茎勃起有足够的强度，并不存在器质性的问题。

🌿 施艾灸，拯救"一分钟"

老五，男性，今年32岁，从事司机工作。其家庭殷实，但却到了三十岁才找到了相仪的女孩，成家立业。本希望甜蜜幸福的生活从此开始，却迎来了意想不到的噩梦。就在两人不约而同地渴望投入爱河，尽享鱼水之欢之时，可万万没想到，两人的身体刚刚一接触，老五就早泄了。这让原本期待美满性生活的二人出现了不和谐的阴影。望着身体敦厚、结实的老五，其妻满脸失望，老五也羞愧满面，低头不语。好在其妻善解人意，反倒安慰了老五几句，也就相安无事了。怎料第2天两人再次欢爱之时，老五又一次早泄了，成为名副其实的"一分钟"。

面对接二连三的失败，其妻有点崩溃了，老五也深感自己像处在水深火热之中，无地自容。就这样，在屡战屡败的状况下，老五的婚姻坚持了半年就因疾而终。由于老五讳疾忌医，生怕别人知道了自己的隐私，一直忍隐不治。最后，还是在挚友的劝说下，来找我治疗。

根据老五的状况，又详细地询问其病因，才知道原来老五已有十几年的自慰史。观其舌，舌红少苔；诊其脉，脉弦沉细。其证应为肾虚火旺，因此为其选择艾灸的方法治疗，采用温灸盒灸。选取的俞穴为关元、肾俞、志室、次髎（图3-11）。每穴施灸30~40分钟，隔日治疗1次。为了加强治疗效果，还为其开了中药，金锁固精汤和桂枝加龙骨牡蛎汤加减口服，以求内外兼治，能有事半功倍之效。

为了增强老五的自信心，还将所取各穴的作用，对其作了一一介绍。关元为任脉俞穴，可补虚强壮，其又与足三阴经相交，"足太阴之筋……聚于阴器"；"足厥阴之筋……结于阴器"；"足阳明之筋……聚于阴器"；因此有利于抑制精泻；肾俞为肾之背俞穴，肾主藏精；志室为膀胱经俞穴，可藏精固精；次髎为膀胱经俞穴，可补肾降

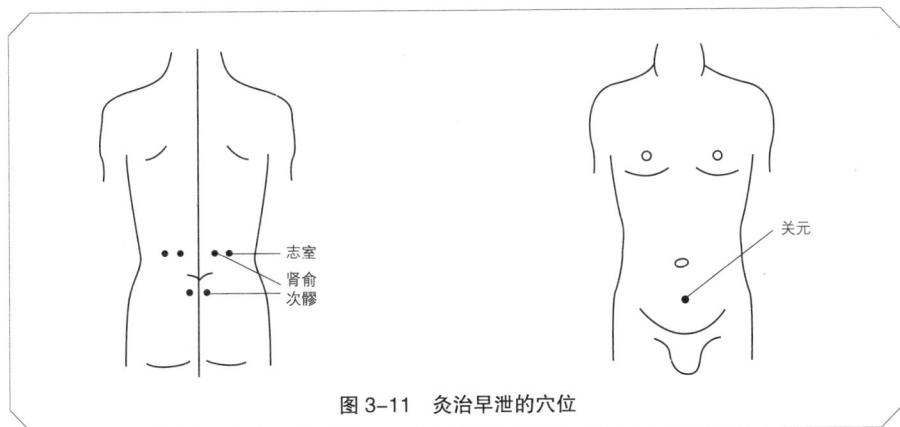

图3-11 灸治早泄的穴位

火。诸穴共同作用，可获得令人满意的疗效。老五听后，紧锁的眉头也略舒展开。同时嘱咐他在治疗期间禁房事，杜绝手淫，应清心寡欲。其一一应承。

经过1个多月的治疗，老五仿佛感到有了底气，半年后便再婚了。

早泄是指男性阴茎进入女性阴道1分钟内（有说是2分钟内），或在阴道内抽动不足15次就射精，还有人认为是阴茎未进入阴道就射精了也叫早泄。西医学认为其病因是阴茎对性刺激过度敏感，以致对射精无法控制造成的。中医学认为其病因多为禀赋不强，肾气亏虚，或房事过度，令肾关不固。《医学纲目》曰："肾气衰，则一身之精气无所管摄，故妄行而出不摄。"或心火下扰，心肾不交，精关不摄；又或饮食不节，湿热下注，以致封藏失固。老五由于长时间有手淫的毛病，"精出非法""精血内耗，虚火自炎"，以致早泄；又由于其从事司机工作，长期坐着工作，"劳则气耗"，精神疲惫，而出现气虚精关失固，以致其成为"一分钟先生"。艾灸，通过经穴的共同作用，通经脉，行气血，补肾气，固精关，可以治愈早泄。

对于阳痿，用中医治疗有其独到之处。尤其是用艾灸治疗，不仅方法简单，无副作用，而且患者还可以在家足不出户，自我医治。这样既能治好"隐私"，又能避免尴尬。